Jean-Claude Alix

Es geht um Ihre Knochen

Jean-Claude Alix

Es geht um Ihre Knochen

Rückenschmerzen
Osteoporose
Gelenkschmerzen

Naturheilzentrum Buchweizenberg
Solingen-Ohligs

Bibliografische Information der
Deutschen Bibliothek

Die Deutsche Bibliothek verzeichnet diese Publi-
kation in der Deutschen Nationalbibliografie;
detaillierte bibliografische Daten sind im Internet
über http://dnb.ddb.de abrufbar.

6. Auflage, Oktober 2012
© Alle Rechte beim Spurbuchverlag,
Am Eichenhügel 4, 96148 Baunach
Ausführung: pth-mediaberatung GmbH, Würzburg
www.mediaberatung.de
Titelgestaltung/Satz: Brigitte Henig
ISBN 978-3-88778-297-9

Inhaltsverzeichnis

Der Autor

Jean-Claude Alix, geboren 1951 im französischen St. Etienne, lebt seit 1975 in seiner Wahlheimat Deutschland.

Nach Abschluss seines Physik-, Mathematik- und Chemiestudiums an der renommierten Hochschule INSA, Lyon, war er als Diplom-Informatiker u.a. Projektleiter für die Entwicklung von Computersystemen für Ärzte und führende amerikanische Unternehmen der Computerbranche tätig.

Mitte der achtziger Jahre erlitt Jean-Claude Alix einen schweren Motorradunfall und sein Leben wandelte sich komplett. Er verließ Karriere und sicheres Einkommen für seine neue Berufung: Die Medizin. Nach der Ausbildung zum Heilpraktiker und Eröffnung seiner Praxis im Jahre 1990 gründete Jean-Claude Alix die MEDICUS Heilpraktikerschule, um sein Wissen weiterzugeben.

Seit 1999 leitet er das Naturheilzentrum Buchweizenberg in Solingen-Ohligs. Dort werden viele naturheilkundliche Verfahren angewendet. Das Besondere an diesem Haus ist ein neues Konzept: Unter einem Dach findet man sowohl für den körperlichen als auch für den seelischen Bereich Vorsorge und Behandlung, unterstützt durch ein reichhaltiges Seminar- und Informationsangebot.

Der Autor hat sich die Aufklärung der Bevölkerung in Sachen Medizin als Lebensziel gesetzt. Erst wenn die Menschen ihre Problematik verstehen, werden sie ihre Angst verlieren und sich in Ruhe für ihren Weg in der Therapie selbst entscheiden können. „Medizin ist einfach" ist dabei sein Leitmotiv und er zeigt in jedem Buch, wie logisch und mächtig der ganzheitliche naturheilkundliche Weg ist, sowohl zur Bewahrung der Gesundheit als auch zur Genesung.

Jean-Claude Alix schreibt Leitartikel für verschiedene Zeitschriften der Naturheilkunde und hält Vorträge zu naturheilkundlichen Themen. „Es geht um Ihre Knochen" ist nach „Zukunft ohne Krebs" und „Der Schlüssel zur ewigen Gesundheit – Darmpflege" sein drittes Buch.

Vorwort

Seit der letzten Veröffentlichung sind dieses Mal fast zwei Jahre vergangen. Wieder habe ich viel gesammelt. Und hiermit komme ich meinem Ziel einen Schritt näher. Ich will mit diesem Buch keine neue Medizin etablieren, die brauchen wir nicht, alles Wichtige ist bereits gesagt worden. Je mehr ich lese, desto öfter finde ich Gedanken, die ich als meine eigenen betrachtet hatte, bereits in alten Schriften niedergelegt. Es gibt nichts Neues. Aber diese Tatsache soll keine Resignation hervorrufen.
Im Gegenteil, es ist eine gute Nachricht:

Die bisher angesammelten Kenntnisse der Naturmedizin reichen vollkommen aus, um ein goldenes Zeitalter der Gesundheit ohne Chemie anbrechen zu lassen.

Wir leben im Schlaraffenland. Wir müssen uns nur dessen bewusst werden. Die heutige Technologie hat auch viele gute Seiten, wenn man mit ihr umgehen kann.

Mein Wunschvorhaben wäre, dafür zu sorgen, dass sich Krankheiten gar nicht erst entwickeln. **Die Hauptaufgabe eines Naturtherapeuten muss in der Aufklärung und in der Vorbeugung liegen. „Vorsorge beugt Fürsorge vor"!** Eine Praxis sollte nicht als „Reparaturwerkstatt" verstanden werden, auch wenn es in der heutigen Zeit meist unvermeidbar ist.

Meine Leitsätze sind:

„Medizin ist einfach"
und
„120 Jahre Gesundheit für alle!"

Die heutige offizielle Medizin ist nicht nur kurzsichtig, sondern absolut blind. Sie berücksichtigt die Vorgänge der Natur nicht. Unterdrückungs- und Substitutions-Strategien sind bei der Behandlung des Körper-Seele-Komplexes von vornherein zum Scheitern verurteilt. Lassen wir aber diese Leute sich mit sich selbst beschäftigen. Hannelore Kohl, die Frau des Alt-Bundeskanzlers, hat sich das Leben genommen, weil die Koryphäen dieser Medizin nicht in der Lage gewesen sind, eine Lichtallergie zu heilen. Mutter Theresa musste in den letzten Monaten ihres Lebens in Hungerstreik treten, damit die Ärzte endlich mit der Elektroschock-„Therapie" aufhörten!

Ich zeige Ihnen einen anderen Weg, einen natürlichen, einen, den jeder verstehen und umsetzen kann. Es gibt so viele Fachbücher mit so vielen Erklärungen. Keiner spricht aber für den kleinen Mann. Das möchte ich tun und zeigen, dass man die Apparatur der Pharma- und der Medizinindustrie mit sehr wenig Aufwand fast überflüssig machen kann.

Es gilt hier, die Vorgänge im menschlichen Körper verständlich zu erklären. Wenn Sie es verstanden haben, sind Sie auf einmal nicht mehr der dumme Pillenkonsument, sondern der intelligente Mitgestalter Ihrer eigenen Gesundheit. Wie heißt es so schön: Es gibt viel zu tun, packen Sie es an!

Seien Sie versichert: Ich persönlich schreibe nicht nur, ich lebe danach – und glauben Sie mir, ich lebe sehr gut!

Dieses Mal geht es wirklich um Ihre Knochen!
Nach 15 Jahren Arbeit in eigener Naturheilpraxis mit Hauptschwerpunkt „Bewegungsapparat" – insbesondere Wirbelsäulen- und Gelenkproblematiken – möchte ich Ihnen in diesem Buch den Zusammenhang zwischen Wirbelsäulenfehlstellungen und deren Spätfolgen näher bringen. Darüber hinaus bekommen Sie viele Tipps, um Erkrankungen zu verstehen und zu vermeiden. Hier geht es um Gicht, Rheuma, Arthrose, Osteoporose u.v.a. – und vielleicht bekommen Sie darüber hinaus auch ein paar neue Gedanken, die Ihr Leben „runder" machen.
Der Bewegungsapparat macht uns bzw. unserer Gesellschaft schwer zu schaffen. Die Gelenk- und Wirbelsäulenprobleme verschlingen einen Groß-

teil des Gesundheitsbudgets. Die Praxen der Orthopäden sind voll, und dennoch nimmt das Leiden kein Ende.

Dabei ist manches so einfach!

Rückenschmerzen, ade? – Ist das ein Traum – oder ist vieles im Bereich unserer Möglichkeiten?

Die aktuelle offizielle Medizin hat eine doppelte Strategie. Der erste Schritt besteht in der radikalen Unterdrückung der Symptome. Dazu sind alle Chemikalien – selten mit Rücksicht auf Spätfolgen – willkommen. Im zweiten Schritt bewegt man sich immer mehr in Richtung „Ersatzteillager". Es wird operiert, was das Zeug hält. Künstliche Gelenke sind an der Tagesordnung. Können wir uns davor schützen? Das sind die Fragen, die ich Ihnen erläutern möchte.

Eine gute Freundin von mir sagte: „Warum sind wir denn hier auf dieser Welt, wenn alles so bleiben soll, wie es ist?" Das ist eine Aufforderung zum Handeln, und zwar nicht morgen, sondern bereits heute!

In diesem ersten Abschnitt befassen wir uns
- mit den Grundbegriffen der Anatomie des Stützapparates (also der Wirbelsäule und allen anderen relevanten Knochen),
- mit den Folgen von Fehlstellungen,
- mit anderen Ursachen von Gelenkproblemen, insbesondere den stoffwechselbedingten und natürlich
- mit der naturheilkundlichen Behandlung des Gesamten, denn Sie sollten in die Lage versetzt werden, an Ihrer Gesundheit aktiv mitzuarbeiten.

Der erste Fall aus meiner Praxis zum Nachdenken:
Herr Rainer K. ist Polizeibeamter. Er ist ein großer, kräftiger Mann, aber als er meine Praxis am 28.08.2002 betritt, ist von seiner Kraft nichts mehr zu sehen. Er bewegt sich gebückt wie ein Greis, das Gesicht starr vor Schmerzen und grau vor Übermüdung, denn er kann weder gehen noch liegen noch schlafen. Und das seit Februar 2002!

Der erste von ihm konsultierte Orthopäde habe ihm sage und schreibe 30-mal in Folge eine Kortisonspritze gegeben.

Der zweite Orthopäde verabreichte auch einige, dieses Mal unter Röntgenkontrolle direkt in den Rückenmarkskanal. Bei der vierten Injektion hat dieser „Kollege" sogar die Tatsache ignoriert, dass der Patient inzwischen eine Gürtelrose entwickelt hatte.

Für die Laien sei hier gesagt, dass eine Gürtelrose ein untrügliches Zeichen einer starken Immunschwäche ist. Kortison hatte ihm also die Immunabwehr schon sehr weit zerstört. Als ich Medizin lernte, warnte uns unser Ausbilder, Dr. Rothe, mit den Worten: „Beim Ausbruch einer Gürtelrose bitte unbedingt auf verzehrende Erkrankungen (sprich hier z.B. Krebs) untersuchen." In unserem Fall entstand die kraftverzehrende Problematik iatrogen, das heißt direkt durch die Kortisoninjektion des Behandlers.

Dann wurde eine MRT (Magnet-Resonanz-Tomographie) als Bild-Diagnostik angefertigt und der Patient ins St. Joseph-Krankenhaus nach Wuppertal geschickt. Da auch hier nichts half, wurde er ins Klinikum Solingen überwiesen... – auch da keine Hilfe, also wurde er nach Hamm ins Klinikum verbracht. Dort wurden ihm drei Wochen lang die Bänder der Wirbelsäule mit der Diagnose „akute segmentale Irritation mit Reizung der Faszetten" angespritzt, und er bekam jede Menge Schmerzmittel (u.a. „Valoron" zweimal pro Tag!). Ergebnis des Ganzen: Ein zerstörter Mensch! Und Schmerz ohne Ende!

Die Untersuchung in meiner Praxis ergab eine Schiefstellung des Beckens rechts um 1,4 Zentimeter sowie Verdrehungen und Blockierungen der Wirbel in Höhe des dritten und vierten Lendenwirbels und des fünften Brustwirbels. Er wurde sofort chiropraktisch behandelt. In derselben Nacht hat er kaum geschlafen. Nicht mehr aus Schmerz, sondern weil er sich so freute, wieder gehen zu können. Er ging einfach durch die Wohnung und berichtete mir später: „Ich konnte es nicht fassen!" Er besuchte mich erneut am 2.10.2002 und erzählte,, er habe gestern Holz gestapelt: „Es ging ganz gut." Es war für mich ein schwieriger Fall, weil die Nervenwurzeln durch die Spritzen Schädigungen erfahren hatten. Ich habe ihn über sieben Monate insgesamt siebenmal eine halbe Stunde behandelt und ihn jetzt über ein Jahr lang nicht gesehen. So muss es sein. Er hat im letzten Jahr eine entgiftende Darmsanierung durchgeführt und ist damit auf dem Weg zu einer soliden Gesundheit.

Es handelt sich hier sicherlich um einen Extremfall, aber glauben Sie nicht, dass so etwas Seltenheitswert hätte. Es vergeht in meiner Praxis kaum eine Woche ohne eine ähnliche Horrorgeschichte. Nicht immer kann man den Leuten dann noch helfen, da das ursprüngliche Bild mit der meist sehr einfachen Ursache der Beschwerden durch die chemischen und manuellen Fehlversuche völlig verzerrt und manchmal unwiederbringlich verschlimmert wurde.

Und hier ist meine Begründung für das Schreiben dieses Buches:
Es geht mir darum, in verständlicher Form zu erklären, wie diese Erkrankungen entstehen und – wenn es früh genug ist – wie man sie vermeiden und beheben kann. Schopenhauer soll sinngemäß gesagt haben: „Wer nicht einfach erklären kann, hat die Problematik selbst nicht verstanden." Lesen Sie zum Vergleich orthopädische Berichte. Manchmal sind sie so verkompliziert, dass es echt zum Lachen ist.
Es ist mir wichtig, die Methoden und Möglichkeiten der Naturheilkunde für Kollegen, für interessierte Ärzte und Manual-Therapeuten, aber in erster Linie für die Patienten im Detail zu erklären, denn wer die Problematik einer Erkrankung versteht, der ist der Heilung schon sehr viel näher.

Ein zweiter Fall zum Schmunzeln:
Herr Wolfgang S. war Postbeamter im Zustelldienst. Er zog seinen Rollwagen hinter sich her, um den Liebenden die Briefen vom Geliebten und wohl auch einige Rechnungen zu bringen... bis zu dem Tag, an dem er einen schlimmen Schmerz im Rücken verspürte. Die Brustwirbelsäule schmerzte dermaßen, dass er die Last der Briefe gar nicht mehr bewältigen konnte. So wandte er sich vertrauensvoll an einen Orthopäden, der leider das Problem trotz vieler Injektionen nicht heilen und auch nicht lindern konnte. So kam es, dass Herr S. nach langer Krankschreibung beim Vertrauensarzt der Post vorstellig werden musste. Dieser bestätigte die Problematik mit Brief und Siegel. Nun hatte die Deutsche Post für diesen Herrn von sage und schreibe 43 Jahren keine freie Arbeitsstelle mehr und schickte ihn daher in die Frühpensionierung. Das erzählte er mir beim ersten Gespräch. Mit der kleinen Pension könne er gerade „überleben" und sein Rücken bereitete ihm nach wie vor große Schmerzen. Nach den in unserer Praxis üblichen Erklärungen

über das Funktionieren der Wirbelsäule legte er sich bereitwillig auf die Liege. Eine halbe Stunde später war – nach einem sanften Schubs – nicht nur das Becken, sondern auch der Übeltäter, sein vierten Brustwirbel wieder in die von der Natur vorgesehene Position zurückgekehrt. Die Schmerzen waren weg...und sind nie wieder gekommen. Für ihn fing mit 43 Jahren ein ganz neues Leben an: Eine kleine lebenslange Pension, Vitalität ohne Ende und...wahnsinnig viel Freizeit.

Ich könnte Ihnen noch 50 solcher unglaublicher Fälle hier auflisten, es würde uns allerdings nicht weiterbringen.

Der Rückenschmerz

Zuerst also zu einer Geißel unserer Zeit.
Stellen Sie sich mal vor, ich säße im ICE-Zug nach München und träumte an diesem Samstag, dem 6.09.2003, davon, dass bis Weihnachten 2003 in Deutschland alle üblichen Rückenschmerzen wie Ischias, Lumbago, Hexenschuß, usw. völlig und quasi auf Nimmerwiedersehen verschwinden könnten...

Utopie? Ich sage: Nein! Es ist sogar **einfach machbar** und zwar ohne Schmerzmittel oder Chemie.

Die meisten Patienten, die meine Praxis besuchen, kommen nicht wieder. Nicht weil sie nicht möchten, sondern weil sie es nicht brauchen. Manchmal allerdings erinnern sich frühere Patienten (in dieser Woche zwei Personen nach fünf bzw. sieben Jahren), nach einem Sturz und einigen erfolglosen Injektionen beim Orthopäden plötzlich daran, dass es sanfte und effektivere Methoden gibt...
In einigen Fällen hat die Fehlstellung leider zu lange angedauert. Das führt dazu, dass sich der Sehnenapparat und dadurch auch die Form der Gelenkkapseln und der Muskelapparat der falschen Position angepasst haben. Auch die

Reibeflächen der Gelenke haben sich dadurch deformiert. Es ist dann nicht mehr ganz so einfach, aber eine Besserung ist quasi immer zu erreichen.

Es gibt auch die Patienten, die regelmäßig wiederkommen, darunter sind Menschen mit körperlich schweren Berufen wie Feuerwehrleute und Altenpfleger, aber auch Sportler und einige, deren Regenerationsfähigkeit eingeschränkt ist, die also aufgrund einer schlechten Stoffwechsellage ein schwaches Bindegewebe haben.

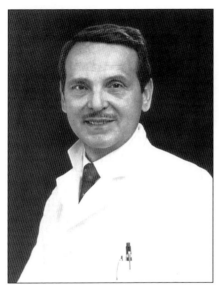

An dieser Stelle möchte ich meinem Lehrer und „Meister", Dr. Ackermann, für seine einfachen Gedanken, die die Chiropraktik zu einer sanften und effizienten Methode haben reifen lassen, danken.

Meine persönlichen Erfahrungen mit der von ihm entwickelten Methode basieren auf mehr als 10.000 Behandlungen.

Niemals ist einem Patienten irgendein Schaden entstanden.

Wilh. P. Ackermann

Diese Erfahrung ist umso wertvoller, als ich sehr oft Patienten behandele, die weit über 80 Lebensjahre zählen und die ansonsten medizinisch nur noch mit Schmerzmitteln behandelt würden. Einmal besuchte mich eine alte Dame, die sogar die Bestätigung einer Knochendichtemessung mit sich trug, nach der sie angeblich nur noch 15 % ihrer Knochensubstanz besaß. Das sind die Momente, in denen man als Behandler in der Klemme steckt. Behandelt man nicht, so ist das Schicksal des Patienten besiegelt. Behandelt man doch, so nimmt man ein großes Risiko auf sich. Es muss aber ein geteiltes Risiko sein, der Patient wird aufgeklärt. In diesem Fall ging wieder mal alles gut.

Danke an Dr. Ackermann. Er starb im Mai 2003. Wir – das sind seine Schüler (und derer gibt es viele in Europa und speziell in Deutschland) – führen sein Werk fort.

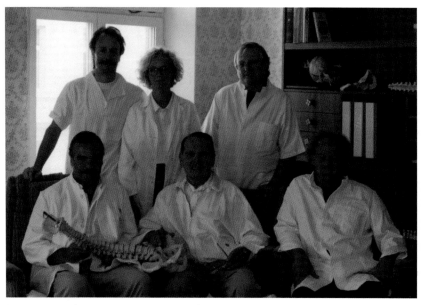

Dr. Ackermann (im Alter von etwa 80 Jahren!) vorne in der Mitte, der Autor, hinten links; mein Kollege Felix Zimmermann, der Chiropraktik lehrt, vorne links

Mit dieser Erfahrung tut es mir in der Seele weh, wenn Chiropraktik schlecht angewandt und Anlass zu Kritik wird. Im März 2003 veröffentlichte der „Stern" einen unsachlichen Artikel mit dem Titel „Reißen bis die Schwarte kracht". Seitdem gab es viele Artikel dieser Art wie „Wie gesund ist der Knacks" (Rheinische Post, 4.06.2004) oder „Pfropf im Hirn" (Spiegel 28/2004, Seite 152).

Diese Artikel haben Methode. Und das ist nur zu gut verständlich. Stellen Sie sich mal vor: Bei richtiger Anwendung dieser Behandlung wären die orthopädischen Praxen innerhalb von drei Monaten quasi leer! Das geht nicht! Es wäre eine wirtschaftliche Katastrophe! Aber medizinisch und menschlich wäre es ein Segen für die leidenden Menschen.

Meine Antworten an die Chefredaktion des „Stern" und der „Rheinischen Post" sind zwar an richtiger Stelle gut angekommen, doch leider nie publiziert worden. Na so was! Deswegen finden sie mein Schreiben an den „Stern" im Anhang.

Gefahren durch unsere moderne Medizin

Schmerztherapie: Eine sehr gefährliche Entwicklung.

Seit der breiten Anwendung der Schmerztherapien wird wenig Aufwand betrieben, die Probleme an der Wurzel zu packen. Man findet im Rahmen der Schulmedizin so gut wie keinen Therapieansatz, der an die Ursachen geht. Das Abstellen der Symptome ist das einzige Ziel der Bestrebungen. Diese Tendenz ist in der Orthopädie leider besonders ausgeprägt. Dass so eine blinde Vorgehensweise in die Sackgasse führt, braucht hier nicht erläutert zu werden. In diesem Sinne betrübt mich die neue Forschungsrichtung in der Schmerztherapie ganz besonders. Man kümmert sich also überhaupt nicht mehr darum, was für ein Problem da ist, geschweige, woher es gekommen sein könnte. Nein, genau wie Psychopharmaka die Patienten benebeln und nur oberflächlich „beruhigen", so feilt man an chemischen Kombinationen, die die Schmerzempfindungen unterdrücken. Diese Entwicklung ist töricht und eine Gefährdung für die Volksgesundheit. Das weiß jeder Patient, der eine akute Ischialgie erlitten hat. Diclofenac, Kortisoninjektionen u.ä. lösen das Problem **niemals**. Ich hörte persönlich einen Arzt zu einer Patientin sagen: „Wenn die Schmerzen noch lange anhalten, kommen Sie zu mir, ich trenne den Nerv durch." Tja, bei so viel Unachtsamkeit der menschlichen Natur gegenüber könnte man sprachlos werden...

Die moderne Strategie der Medizin ist nicht aktiv-heilend, sondern passiv-unterdrückend. Man versucht nicht mal, das Problem zu lösen, man „deckelt" die Symptome.
Abgesehen von den verheerenden Nebenwirkungen der Kortisonbehandlungen verschlimmert sich die Erstproblematik mit der Zeit.

Ganz besonders möchte ich später in dieser Schrift auf den Fall der Skoliose eingehen. Es geht dabei um Kinder, und Kinder werden durch unsere Medizin als zukünftiger Absatzmarkt angesehen. Kinder werden auch geimpft, was das Zeug hält. Dazu ein paar Gedanken:

Impfungen: Gedankenloses Vorgehen
Die 6-fache Impfung war nicht genug, eine 8-fache Impfung wird vorbereitet. Man spritzt kleinen, wehrlosen Babies gleichzeitig die fürchterlichsten Erreger, die die Menschheit in den letzten Millionen von Jahren erlebt hat, unter die Haut.
Zur Ergänzung der Mischung fügt man Formaldehyd, Quecksilber und Aluminium dazu. Das sind schwere Gifte, die zum Teil, wie Formaldehyd, verboten sind. Aluminiumphosphate stehen in dringendem Verdacht, das Nervensystem nachhaltig zu schädigen und werden als Auslöser für Parkinson und Alzheimer gehandelt. Über Quecksilber brauchen wir uns nicht zu unterhalten. Dass das so nicht gut gehen kann, versteht jeder, nur die „Experten" haben ihre Schwierigkeiten. Nicht mal der häufige „Plötzliche Kindstod" der Säuglinge direkt nach der Impfung stört diese „Experten".

Seitdem Japan die gefährliche Keuchhustenimpfung nicht mehr in den ersten zwei Lebensjahren durchführt, ist in diesem Land der „Plötzliche Kindstod" so gut wie verschwunden (Quelle Dr. med Tinus Smits –siehe Anhang).

Im Oktober 2004 ist eine Studie mit 130 bekannten schweren Verläufen nach der 6-fach-Impfung veröffentlicht worden. Drei Kinder sind innerhalb von 48 Stunden nach der „Immunisierung" gestorben. Sie können sicher sein, dass das nicht an die große Glocke gehängt wird.

Glücklicherweise sind einige mutige Ärzte dabei, Fallstudien zu sammeln und zu veröffentlichen. Herr Dr. Gerhard Buchwald hat mit seinem Leitspruch „Impfung schützt nicht, Impfung nützt nicht, Impfung schadet!" den Weg geebnet. Seine Aussagen sind durch die unbestechlichen Zahlen der Landesämter für Statistik untermauert.
Es ist an dieser Stelle wichtig zu wiederholen, dass es in Deutschland – aus gutem Grund – seit 1983 keinerlei Impfpflicht mehr gibt. **Sie müssen Ihre**

Kinder nicht impfen lassen. Die Entscheidung und die Verantwortung obliegt Ihnen als den Eltern. Das gilt auch für die „Grippeimpfung".

Es geht hier schon lange nicht mehr um Heilung und Schutz, sondern um Bereicherung und Gewinnanteile am „großen Kuchen". Die Pharmaindustrie kreiert Medikamente, für die die Erkrankungen erst noch geschaffen werden müssen.

Es gibt neun U-Untersuchungen für Kinder bis zur Pubertät, um „alles" an ihnen zu überprüfen. Auf den ersten Blick scheint das eine gute Sache zu sein, die Praxis sieht allerdings anders aus.
Am 1.07.2004 titelt die „Rheinische Post", dass ein medizinisches Expertenteam Gentests für alle Babys in ganz Europa fordert. Ich bin sicher, dass es früher oder später dazu kommt. Zielsetzung dieser Menschen ist es, „auch die seltenen Krankheiten auszurotten". Klingt super. Ich würde sagen: „Fangen Sie bitte mit der Ausrottung des Schnupfens an. Wenn die Experten die Menschheit von dieser Erkrankung befreit haben, dann vertrauen wir Ihnen größere Problematiken an..."
Manchmal kommen Kinder in meine Praxis – und ich kann diese unsere Welt nicht mehr verstehen. Sie sind krumm und schief, und keiner tut etwas. Wenn ich nachfrage, ob der Arzt dazu nichts gesagt hätte, ist die Antwort meistens „nein". Manchmal steht „Skoliose" auf dem Untersuchungsbericht. Ich frage heute gar nicht mehr, ob der Arzt dann etwas getan hat, wenn er das schon erkannt hat. Zu oft habe ich darauf gehört: „Er hat gesagt, man könne nichts tun!"
Und so werden unsere Kinder ins Leben geschickt: Mit krummem Rücken, dafür aber durchgeimpft...

Ersparen Sie Ihren Kindern einen Leidensweg. Skoliose im Kindesalter ist meistens einfach zu beheben. Lesen Sie mehr zu dieser Problematik in den Kapiteln „Arthrose und Chiropraktik".

Es gab und gibt noch schlimmere Therapieansätze!
Dr. med. Theodor Feldweg berichtet: „...der Kranken waren Röntgenbestrahlungen vorgeschlagen worden, mit denen es gelingt, die oberen Nerven-

endungen für ca. sechs Monate abzutöten..."! Klar, wenn es keine Nerven mehr gibt, dann kann es auch keinen Schmerz mehr geben. Ist diese Verstümmelungstechnik, mit der Nervenstränge nicht selten, dank Skalpell oder Laser, unwiederbringlich getrennt bzw. verdampft worden sind, noch als Therapie zu bezeichnen?

Solche Barbaren-Maßnahmen haben in einer denkenden und mitfühlenden Medizin keinen Platz.
Doch noch etwas muss klar gesagt werden: Der Patient, der solchen Methoden bei sich anwenden lässt, hat eine erhebliche Mitschuld.

Ich zeige Ihnen einen anderen Weg!

Ein bisschen Anatomie zum richtigen Verständnis

Theorie ist immer eine etwas trockene Materie. Lesen Sie bitte dieses Kapitel dennoch langsam. Es vermittelt Ihnen Grundkenntnisse über die Strukturen des Körpers und die Strukturen der Knochen.

Körperformen

Die Evolution hat uns Menschen die Möglichkeit gegeben, uns fortzubewegen. Weniger differenzierte Tiere wie Würmer haben keine Knochen und müssen so strukturlos wie eine Wurst über den Boden kriechen.

Die Gesamtheit unserer Knochen – unser Skelett – gibt unserem Körper die Form. Diese Form gibt Raum für unsere inneren Organe wie Gehirn, Darm, Lunge, Leber u.v.a. und ist nach außen durch die Haut begrenzt.

Um diesen „Organ-Behälter" bewegen zu können, entstanden Muskeln. Die Knochen werden durch die Muskeln sozusagen gezogen. Dazu müssen die Knochen an die Muskeln angebunden werden. Diese Anbindung übernehmen die Sehnen und Ligamente. Für die Minimierung der Reibung an den Berührungspunkten sorgen Gelenke und Knorpel.

Ein enorm wichtiger Grundgedanke, der uns immer bewusst sein sollte, ist, dass **jede unserer Zellen lebt und „mitdenkt".** Das habe ich in meinem ersten Buch „Zukunft ohne Krebs" genau erklärt. Alle Zellen haben nichts anders im Sinn als dass alles reibungslos funktionieren soll. Dazu sind sie sogar in der Lage, zu sterben und sich zu „recyceln". Jede Sekunde entstehen zehn Millionen neue Zellen, und wenn Sie sich im Spiegel anschauen, sehen Sie keine einzige Zelle, die es schon vor zwei Jahren gegeben hätte. Toll, was? Da fragt man sich, warum wir alt werden, wenn doch alles immer wieder neu gebaut wird. Doch das erkläre ich in einem späteren Buch.

> **Erster Merksatz: Die Knochen geben dem Körper die Form.**

Alles, was mit Form zu tun hat, **passt sich zuerst den Knochen, deren Länge und deren Position an.** Das heißt ganz klar, dass Muskeln und Sehnen sich den Knochen anpassen und nicht umgekehrt. Und aus dieser einfachen Tatsache heraus können wir den ersten weitverbreiteten medizinischen Irrtum ausräumen, nämlich das Märchen von den zu langen oder zu kurzen Sehnen und Muskeln. Sie erinnert mich an den zu langen Darm (colon elongatum) – siehe das Buch „Darmpflege".
Wie viele Operationen sind wohl mit dieser Begründung durchgeführt worden? Ganz besonders gerne werden diese Eingriffe an den Knien vorgenommen. „Die Kniescheibe sitzt falsch", heißt es als Operationsgrund. In Wahrheit haben die Sehnen damit **ursprünglich** gar nichts zu tun. Eine Sehne entscheidet sich nicht auf einmal: „Ich werde mich jetzt verkürzen oder verlängern, es ist so schön modern." Das kann eine Sehne nicht.
Also, was ist denn dann passiert? Die Position der **Knochen** stimmt nicht – und zwar in diesem Fall die Position einer ganzen Menge von Knochen: Oberschenkelknochen, Unterschenkelknochen, Darmbein (auch Hüftknochen genannt) und das Kreuzbein. Nur **wer** in der Lage ist, diesen Zustand in seiner **Gesamtheit** zu erkennen und zu behandeln, **der** kann langfristig die Probleme beseitigen. Und das meist ohne zusätzliche Medikamente und sicherlich ohne Skalpell. Chiropraktiker und Osteopathen tun das tagtäglich. Wir kommen darauf zurück.

Eine eigene Geschichte:
1987 erlitt ich einen schweren Motorradunfall auf der Autobahn bei Karlsruhe. Mein linkes Knie war extrem in Mitleidenschaft gezogen, sämtliche Sehnen völlig gerissen.
Da dieser Zustand nicht erkannt wurde und man mich im Karlsruher Krankenhaus zwei Tage ohne Behandlung liegen ließ, zogen sich die Sehnen, weil sie keine Anbindung an die Knochen mehr hatten, zurück, eine normale, natürliche Anpassungsreaktion der Sehnen an die Knochen, die in diesem Fall gar nicht mehr vorhanden zu sein schienen. Heute habe ich im linken Knie aufgrund dessen gar keine Kreuzbänder mehr.

Dr. Rosen in Düsseldorf rettete in einer großangelegten Knieoperation, was noch zu retten war. Ich bin diesem Arzt auch noch heute jeden Tag für diese Glanzleistung dankbar. Dennoch gab es nachher viel zu tun. Nach der Operation musste ich das Bein von der Ferse bis zur Leiste für sechs Wochen in einer Gipshülle verschwinden lassen. Ohne Bewegung verkürzen sich bekanntlich die Bänder (Denken Sie besonders im Alter daran und machen Sie bitte täglich Gymnastik). Nach diesen sechs Wochen waren meine restlichen Kniebänder soweit zurückgezogen, dass ich nur noch fünf Grad Bewegungsfähigkeit im Kniegelenk hatte. Man kann sich fünf Grad kaum vorstellen. Das bedeutet, dass ich bei einer Kniebeugung nicht in der Lage war, die Zehen an die Stelle zu legen, wo vorher die Ferse gewesen war.

Als ich nach **Monaten** des Trainings auf dem Fahrrad die 90 Grad-Beugung erreicht hatte, habe ich aus Freude und Verzweiflung erstmal tüchtig geheult. Zwei Monate später (na, das wollen wir doch mal sehen!) schrieb ich mich bei einem Rock'n Roll Club ein. Heute, nach 18 Jahren, fahre ich Ski und betreibe Aikido. Und wenn meine Muskeln und Sehnen nach dem Training schön weich und warm sind, kann ich mich sogar auf die Fersen setzen. Ob ich auch noch Motorrad fahre? Aber natürlich! Wofür lebt man denn?
Mein Großvater sagte: „Wenn ich in der Kiste liege, dann habe ich sooo viel Zeit zum Schlafen. Das brauche ich jetzt doch nicht." Das Leben ist nur dann schön, wenn man es genießt. Unser Körper ist uns nicht anvertraut worden, um ständig geschützt und versteckt zu werden. Wenn man die Freiheit der anderen einbezieht, so gibt es gar nichts, was verboten wäre. In diesem Sinne halte ich es für eine große Aufgabe, das Verbieten zu verbieten, damit diese Welt sich ändert.

Vor ein paar Wochen las ich in einer Fachzeitschrift die Werbung einer orthopädischen Klinik. Eine minimale Ungleichheit in der Länge der Kreuzbänder im Knie könne eine Lockerung des Kniegelenks verursachen und viele Knieschmerzen hervorrufen. Dies versprachen die dort behandelnden Ärzte durch einen minimalen Schnitt kurzerhand zu beheben.

Angesichts solcher Unkenntnis weiß ich nicht mehr, ob ich lachen oder weinen soll.

Knochenstruktur

Um die Stabilität des Knochens zu verstehen, muss man die Grundzüge der Knochenbildung näher betrachten. Zum Knochenaufbau wird heutzutage oft zu Maßnahmen geraten, die letztendlich schädlich sein können.

Die Aufnahme von Kalk im Körper und in den Knochen ist auf den zweiten Blick etwas komplizierter – und Calcium bewirkt in unserem Körper viel mehr, als nur Knochen und Knorpel zu bilden.

Seien Sie aber beruhigt, die zu beachtenden Maßnahmen für einen gut funktionierenden Kalkhaushalt und damit für gesunde Knochen und Gelenke sind denkbar einfach.

Zuerst einige Worte zum Calcium. Hier muss man unterscheiden zwischen Quantität und Qualität. Kalk ist nämlich nicht gleich Kalk (Calcium ist nicht gleich Calcium). Lebensmittelchemiker machen da allerdings keinen Unterschied. Das führt zu grotesken Therapieformen. Frauen, die an Osteoporose erkrankt sind, gibt man Calcium-Tabletten, ungeachtet dessen, was sie essen, denn wenn Sie genau hinschauen, was sich diese Damen einverleiben, dann finden Sie bereits 30-mal **zu viel** Calcium. Das Problem ist wohl anders gelagert.

Es geht nämlich nicht um die Menge an Calcium, die aufgenommen wird, sondern um dessen Qualität und um die Resorption, die Calcium-Aufnahme, die offensichtlich gestört ist. Darum macht sich kaum einer Gedanken. Die tägliche Praxis zeigt, dass in den Patienten ohne weitere Prüfung einfach Kalk „hineingegossen" wird.

Dr. med. Barbara Hendel schreibt in dem guten Buch „Wasser und Salz": „Sie können beispielsweise 25 Kilogramm Kalziumtabletten schlucken, und dennoch würden Ihre Zellen über weniger Kalzium verfügen, als wenn Sie nur eine einzige Karotte gegessen hätten."

Das Ergebnis dieser unsinnigen Kalkgabe als Therapie ist eine erhöhte Verkalkung der Gelenke, der Arterien und auch Nierensteine. Ganz besonders negativ sind die Kombinationspräparate mit Calcium und Vitamin D zu sehen, um nicht zu sagen schädlich. Dr. med. Bodo Köhler: „...zwingen wir das Calcium mit Hilfe von Vitamin D in den Knochen zurück, wird er noch sprö-

der und bricht schneller. Genau das haben amerikanische Studien belegt..."
(Naturheilkunde Report 2003-5 Seite 43).

Zur Calcium-Aufnahme müssen einige Voraussetzungen erfüllt sein:

1. Magensäure

Zuerst muss der Magen die richtige Menge an Säure produzieren. Ohne Magensäure gibt es keine Calcium-Aufnahme.

2. Schwefel

Der Einbau von Calcium in den Knochen ist danach wesentlich vom Vorhandensein von Schwefel abhängig. Die Rolle von Schwefel ist für unseren Körper erstrangig. Bedenken Sie, dass das allererste Leben auf dieser Erde nicht, wie lange vermutet, auf der Oberfläche der Urmeere angefangen hat, sondern in den Tiefen dieser Urmeere, in der Nähe von Unterwasser-Vulkanen. Das wird durch die Eigenschaften von Urbakterien bestätigt, die u.a. große Hitze überleben können. An diesen Stellen war Schwefel en masse vorhanden. Neue Forschungen bestätigen die Rolle von Schwefelverbindungen. Daher ist es nicht erstaunlich, dass Medikamente zur Knochengenesung und Immunabwehrsteigerung viel Schwefel beinhalten, so z.B. Glucosinolate (u.a. Phytoprotect von Firma Regena Ney/VitOrgan), Zellschutzpräparate, MSM – Methyl Sulphonyl Methan (Basis-Glucon-Salbe von Firma Synomed) und Glucosaminsulfat (Basis-Osteo, Firma Synomed) zum Wiederaufbau von Knorpel.

3. Synergien

Weiterhin ist es, wie immer in der Natur, niemals ein einzelner, isolierter Stoff, der fehlt. Es geht um Synergie, also um die **gemeinsame** Wirkung **vieler** Stoffe, die in der jeweils richtigen Menge vorhanden sein müssen. Wenn ein Teil fehlt, kann das Puzzle nicht vollständig werden.
Für den Knochenaufbau spielen u.a. Natrium, Kalium und Magnesium eine weitere wichtige Rolle.

Dazu noch ein interessantes Beispiel:
Wir nehmen mit unserer Nahrung zu viel Kochsalz (Natriumchlorid) zu uns, nämlich im Durchschnitt 12 bis 20 g pro Tag. Unsere Nieren können aller-

dings nur 5-7 g NaCl täglich ausscheiden. Ist der NaCl-Gehalt im Körper zu hoch, so kann er sich rekristallisieren und festsetzen. Der Körper verwendet dafür als Trägersubstanz nicht abbaubare tierische Eiweiße, wie etwa die aus der Kuhmilch, die ohnehin wertlos sind und entsorgt werden müssen. Dadurch entstehen Plaques und Harnsäure. Dr. Gerson hatte davor gewarnt und erklärt, wie Natrium und Chlor aus dem Kochsalz die Verschiebung der Biochemie des Körpers in Richtung Krebs begünstigen.

4. Die Dünndarmschleimhaut

Um Calcium aufnehmen zu können, **muss die Schleimhaut des Dünndarms in Ordnung sein.** In unserer westlichen „Zivilisation" sind leider immer weniger Menschen in diesem erfreulichen Zustand. Chemische Zusätze in den Nahrungsmitteln, Reste von Insektiziden, Pestizide, Dünger der industriellen Nahrungsmittelindustrie verhindern dies (Sie haben es gemerkt, ich habe „Nahrungsmittelindustrie" und nicht „Lebensmittelindustrie" geschrieben. Die Industrie **kann** keine Lebensmittel produzieren. Lebensmittel wachsen einfach so. Sie brauchen keine Reiferei und keine Chemie). Diese Zusätze verändern das Darmmilieu, verursachen chronische Mikroentzündungen an der Dünn- und Dickdarmschleimhaut und erschweren die Calcium-Aufnahme. Das Schlimme ist, dass man das nicht unbedingt wahrnimmt.

5. Das Hormonsystem

Um die Knochen stark zu machen, muss das hormonelle System in Ordnung sein. Hormone der Schilddrüse und der Nebenschilddrüse steuern die Calcium-Verteilung; weitere lokale Hormone direkt aus dem Gewebe der Knochen und Gelenken spielen darüber hinaus eine große Rolle dabei, ob Knochen und/oder Knorpel auf- oder abgebaut werden.

Ein paar Worte zum Thema „Hormone"

Nun, das Hormonsystem ist ein Ganzes. Sie können kein Stück davon abtrennen oder verändern, ohne den Rest zu beeinflussen. Ich vergleiche unser Hormonsystem gerne mit einem Mobile. Wenn Sie einen Teil verändern, so kippt das Ganze. Und es gibt kaum einen Bereich im menschlichen Körper, der zur Zeit sowohl durch unsere moderne universitäre Medizin als auch durch die Nahrungsmittelindustrie so vergewaltigt wird wie das Hormonsystem. Die direkte Hormongabe an Frauen mit ihrer verheerenden Wirkung wie Thrombosen aller Art bis zum Hirn- oder Herzinfarkt und Brustkrebs, die Verabreichung von Schilddrüsenhormonen, die Hormonrestbelastung durch Verzehr von industriell produziertem Fleisch, die Leberbelastung (unsere Leber bereitet die Eiweiße, die später unsere Hormone werden, auf!) durch Gifte aller Art, das alles wirkt sich auf unser Hormonsystem aus.

Wenn Sie auf der anderen Seite unsere Hormone als sensible Botenstoffe und als „materialisierte Emotionen" wahrnehmen, so können Sie verstehen, wie sehr wir unseren Körper vergewaltigen.

Die Frauen sind da stärker betroffen, leider lassen viele alles mit sich machen, man braucht ihnen nur etwas Angst zu machen... Das Problem hört aber leider nicht bei den Frauen auf, denn sie sind diejenigen, die den Stoffwechsel auf die Kinder übertragen! Männer haben hier biologisch nicht viel zu melden. Die Mütter geben die Eizelle, die Spermien bringen lediglich ein paar Zusatzinformationen. Daher gebären vergiftete Mütter vergiftete Kinder. Noch nie hatten wir so viele Kindererkrankungen wie heute. Kinderkrebs war noch vor 40 Jahren die absolute Ausnahme. Denken Sie darüber nach.

Interessieren wir uns jetzt besonders für die Hormone der Schilddrüse:
Mit einer naiven Vorstellung von den Abläufen des menschlichen Körpers erstellt die heutige offizielle Medizin einen Hormonspiegel. Eine fotoähnliche Aufnahme wird mit einem Soll-Pegel verglichen. Die Zufallsaufnahme zeigt einen „Mangel", also gießt man das Fehlende hinein, und die Sache soll stimmen. Das ist so grotesk, als ob man Ihren Körper vermessen und Ihnen sagen würde: „Sie sind zehn Zentimeter zu klein, wir setzen Ihnen ein Stück Knochen in den Oberschenkel." Unser Körper ist ein sich selbst organisierendes intelligentes System.

Der Schöpfer hat uns von Natur aus keine Möglichkeit gegeben, auf unseren Stoffwechsel Einfluss zu nehmen. Er hat sich dabei etwas gedacht. Stellen Sie sich mal vor, wir müssten willkürlich unsere Körpertemperatur, unseren Blutdruck oder unseren Herzrhythmus steuern. Wir würden keine halbe Stunde überleben. Die Steuerung von außen ist zum Scheitern verurteilt, weil wir die Grundlagen der Homöostase, also des Gleichgewichtes des Körpergeschehens, gar nicht kennen!

Manche Frauen bekommen die Nachricht: „Sie haben zu wenig Schilddrüsenhormone." Ab diesem Zeitpunkt beginnt eine völlig unüberlegte Therapie.

„Man" hat also errechnet, dass Sie, um den Normwert zu erreichen, eine bestimmte Menge an Hormonen brauchen. Sie bekommen also zum Beispiel L-Thyroxin 50. So weit so gut, technisch betrachtet. Danach sollte dann doch alles in Ordnung sein, oder?

Pustekuchen. Nach drei Monaten wird erneut ein Hormonspiegel erstellt und – wie wundersam – es fehlt immer noch etwas.

Sie fragen, wie das sein kann? Der Mangel war doch ausgerechnet und aufgefüllt worden, oder?

Nein, darauf geht man nicht ein, Sie bekommen dann zum Beispiel L-Thyroxin-75 TM, dann -100, dann -150, eine Patientin hatte sogar -300 bekommen, eine wahnsinnige Dosierung!

Was passiert denn da? Es ist die praktische Beweisführung, dass der Körper kein Automat ist. Sie können nicht einfach einen Stoff nachfüllen wie Wasser in eine Schleuse, nur damit der Pegel stimmt.

Der Grund, aus dem der Schilddrüsen-Hormonpegel niedriger als die sogenannte Norm war, ist uns seiner Ursache nach unbekannt, weil multifaktoral und tief verankert im menschlichen Stoffwechsel, den wir mit unserer ganzen Technologie bisher weder verstehen noch beherrschen.

Die unüberlegte Handhabung mit einfachem „Nachkippen des Zeugs, das fehlt" bis es „so ist, wie wir meinen, dass es sein sollte", ist einfach blinde Vergewaltigung unserer biologischen Regelkreise. Und so verhält es sich für alle Hormongaben, seien es Sexualhormone oder Insulin.

Dabei ist zu bedenken, dass die Schilddrüsenhormone insbesondere den Verdauungsvorgang überwachen und regeln. Menschen mit einer „aktiveren" Schilddrüse können mehr essen ohne anzusetzen als Menschen mit einer „langsameren" Schilddrüse, das weiß jeder. Ich vergleiche bei meinen Patienten diesen Sachverhalt mit den Verhältnissen auf einer Galeere. Es gibt auf diesem elenden Schiff 200 Ruderer und einen Tempo-Trommler vorne. Die Ruderer sind die Darmabschnitte, der Trommler ist die Schilddrüse. Stellen Sie sich mal vor, dass die Ruderer anfangen, sich mit sich selbst zu beschäftigen....dann ist das Fortkommen des Schiffes in Gefahr, und der Trommler kriegt bald einen Herzinfarkt vor lauter Schreien... Durch unsere „moderne" Ernährung entzündet sich oft der Darm bzw. wird durch Gifte gestört... und die Menschen bekommen Knoten in der Schilddrüse... die geröntgt, bestrahlt oder beschnitten werden... und diese Patienten werden unter Hormonbehandlung gestellt, anstatt die Probleme beim Ursprung zu packen und den Darm zu regeln.

Und wenn man von Röntgen spricht, so sollte man wissen, dass Dr. Wilhelm Röntgen 1923 an Darmkrebs starb. Es wäre heute nicht mal erwähnenswert. Allerdings starb zu dieser Zeit nur etwa eine Person unter 1000 an Krebs!

Der oberste Grundsatz der Naturheilkunde lautet hingegen: **„Zuerst nicht schaden."**
In der Naturheilkunde geben wir keinerlei Substitutionsprodukte für körpereigene Stoffe, denn das ist eindeutig **immer** der falsche Weg. Nein, wir versuchen, die Drüsen zu unterstützen, ihnen die Informationen und die Rohstoffe zukommen zu lassen, damit sie ihre Arbeit wieder aufnehmen können. Damit greifen wir **niemals** in den Regelkreis ein. Und darin liegt der gravierende Unterschied in der Auffassung.

Es ist einfach nicht möglich, ein System zu steuern, das man nicht versteht, aber unterstützen, das kann man gut. Der Körper soll die Stoffe selbst produzieren und noch viel wichtiger, er soll sie nach seinen eigenen Maßstäben regulieren.
Außerdem soll sich jeder, der Hormone einnimmt oder einnehmen möchte, bewusst sein, dass die Stoffe in den Präparaten der Pharmaindustrie mit den eigenen Hormonen nur eine flüchtige Ähnlichkeit besitzen. Hormone sind individuelle Eiweiße. Die von Frau Müller sind nicht die gleichen wie diejenigen von Frau Meier und schon gar nicht die gleichen wie die gentechnologisch veränderten der Pharmaindustrie .

Wissen Sie, wie viele Zusatzstoffe mit „eingepackt" sind, damit Sie keine Abstoßreaktion entwickeln? Wie viele Stabilisatoren, Konservierungsstoffe etc. dabei sind? Der Körper ist seit Millionen von Jahren auf Fremd-Eiweiß-Vernichtung trainiert. Er will keine Fremdhormone und keine Fremd-Eiweiße! Wir wissen zum Beispiel, wie viele Probleme es mit den verschiedenen Insulinpräparaten bei Diabetes gegeben hat!

Ihr Körper bildet immer die **richtige Menge** an Hormonen und das auch noch zum **richtigen Zeitpunkt.** „Just in time", würde man heute sagen. Diese zeitgenaue Abgabe können Sie mit Pillen niemals erreichen.

Also, was bleibt uns übrig? Versuchen Sie, diese Präparate erst gar nicht einzunehmen.

Leben Sie ganz einfach natürlich, so wie das Leben seit ewigen Zeiten war und ist. Lassen Sie sich nicht verrückt machen. Angst erzeugt Säure, und langanhaltende Übersäuerung ist bekanntlich u.a. krebserregend.

Auch muss ein kleiner Knoten in der Schilddrüse nicht den Tod bedeuten. Zur Zeit Ihrer Großeltern hatte man nicht die technische Möglichkeit zur Untersuchung der Schilddrüse und, oh Wunder, es starben viel weniger Menschen an Schilddrüsenkrebs als heute.

Irgendwo ist der Wurm drin. Unsere Technokraten haben noch vieles vom Leben nicht verstanden.

Als Mensch und Patient müssen Sie eines verstehen: Die Verantwortung für Ihre Gesundheit obliegt ausschließlich Ihnen selbst. Weder ein Arzt noch ein Heilpraktiker kann eine Verantwortung übernehmen. Die Entscheidung treffen Sie. Wir „Mediziner" sind lediglich Dienstleister, sozusagen Gehilfen Ihrer Gesundheit. Wir stellen Ihnen nur unser Wissen und unsere Erfahrung zur Verfügung. Die Wahl haben Sie. Mit dem Ergebnis müssen **Sie** leben und sonst niemand.

Wenn wir schon dabei sind: Ich kann die Szintigrafie der Schilddrüse nicht gutheißen.

Bei dieser Untersuchung wird radioaktives Jod in die Schilddrüse gespritzt. Die Strahlenbelastung ist erheblich, und wir wissen, dass Strahlen die Mitochondrien der Zellen zerstören und die Zellen dadurch zu Krebszellen werden können. Als Untersuchung, wenn nötig, reichen Ultraschall (Sonographie) und eine Blutuntersuchung aus.

Die Schilddrüse ist ein sehr sensibles Organ. Das erfahren z.B. Frauen im Klimakterium. Während meiner Beratung hat eine Patientin dreimal gelacht und dreimal geweint, so schnell waren die Schwankungen. Dieses zarte Gewebe erfordert eine entsprechende Behandlung. Homöopathie und Phytotherapie sind hierfür ideal. Sie wirken allerdings nicht so schnell wie die Chemie, so dass Sie ein wenig Geduld aufbringen müssen.

In akuten oder fortgeschritteneren Fällen empfehle ich die unübertroffene Neuraltherapie der Schilddrüse mit Procain-Injektion nach Dr. Huneke, die in der Lage ist, diese wichtige Drüse zu regulieren, egal ob eine Über- oder Unterfunktion vorliegt und die sogar kleine Knoten zum Verschwinden bringen kann.

Der Fall Osteoporose

Kommen wir zurück zu den Knochen und zum Calcium.
Ich wiederhole hier eine Passage, die bereits aus gutem Grund in meinem Buch „Darmpflege" zu finden ist. Es geht hier um die Ursache der Osteoporose.

Osteoporose ist ein abnormer, also nicht normaler Verlust an Knochensubstanz, die bekanntlich fast ausschließlich aus Calcium besteht.

Zuerst, was ist normal?
Auf diese Frage habe ich die Antwort bekommen, 1 % Verlust pro Jahr wäre normal. Mit ca. 20 Jahren fängt der Abbau an. Also 80 Jahre später, mit 100 Jahren, hätte man nur noch 20 % Knochensubstanz. Menschen mit Osteoporose, die also mehr als 1 % abbauen, sagen wir 2 %, hätten also mit 70 Jahren gar keine Knochen mehr.
Dass das nicht stimmt, weiß jeder. Es gibt sie, die alten Menschen, die heute 100 Jahre alt sind, also ca. 1900 geboren wurden. Dass sie so alt geworden sind, ist nicht das Verdienst der modernen, akademischen Medizin. Nein, befragen Sie diese Leute. Den ersten Arzt haben sie erst mit 70 oder 80 Jahren gesehen und zwar nur, weil ihre Kinder sie dazu aufgefordert haben oder weil sie die Treppe heruntergefallen sind. Diese Menschen haben – solange sie sich noch bewegen können – ein gut funktionierendes Knochengerüst.

Das erinnert mich an einen Witz. Der Arzt sagt zum Patienten: „Gut, dass Sie heute gekommen sind!" Der Patient erschrickt und fragt: „Ist die Lage so ernst, Herr Doktor?" „Ja," antwortet dieser, „morgen wären Sie schon gesund gewesen."

In ganz Asien wurden die Ärzte bis vor nicht allzu langer Zeit nur bezahlt, solange der Patient gesund blieb. Erkrankte er, so hatte sozusagen der Arzt versagt.

Wir sind hier und heute sehr weit davon entfernt. Keine der Gesundheitsreformen, die ich in Deutschland miterlebt habe, hat das Problem im Kern getroffen.

Ein mir bekannter Arzt bemerkte zudem, dass die Krankenkassenbeiträge nach jeder Gesundheitsreform erhöht worden seien, um diese neue Regelung zu finanzieren. Unter anderem muss der Trend, die Diagnose auszuweiten, zurückgedreht werden. Ich habe manchmal den Eindruck, es wird nur noch diagnostiziert und zu wenig therapiert.

Diagnostische Bilder quasi ohne Wert
Im Falle der Orthopädie kommen die Patienten mit Stapeln an Röntgen-, CT(Computer-Tomographie)- und MRT(Magnet-Resonanz)-Bildern zu uns. Eine meiner Patientinnen, die einen schlimmen Trümmerbruch hatte, ist insgesamt 130-mal geröntgt worden. Unvorstellbar! Bei den aktuellen Preisen bezahlt die Kasse, also die Allgemeinheit, dafür ein Vermögen.
Darüber hinaus kommt mir jedes Mal bei CT- und MRT-Bildern die Mammographie in den Sinn. Eine Mammographie ist ein Röntgen der weiblichen Brust. Von der Struktur her ist das Gewebe der Brust wesentlich einfacher als zum Beispiel ein Becken mit den vielen Strukturen wie Knochen, Knorpel, Sehnen, Muskeln, Nerven, Gefäßen etc., und dennoch werden jährlich 100.000 Frauen in Deutschland aufgrund einer Fehldiagnose mittels Mammographie brustamputiert. Mit klaren Worten: Die einfachen Strukturen der Brust sind nicht richtig erkannt worden, man hat aus panischer Angst vor Krebs die Brust amputiert und „April-April!", es gab nichts drin! Das ist der tiefe Grund, aus dem in Deutschland „Brust-Center" entstanden sind. Es ging nicht, wie es dargestellt wurde, darum, eine bessere Versorgung zu gewährleisten, sondern um eine Eindämmung der Fehldiagnosen und daher der Fehlamputationen!

Wenn aber so viele Fehler bei der einfachen weiblichen Brust passieren, da frage ich mich bei den komplizierten CT-Bildern der Wirbelsäule, wie viele „Experten" tatsächlich in der Lage sind, diese zu lesen.
Zu oft habe ich Patienten gehabt, die von verschiedenen Fachleuten ganz verschiedene Diagnosen gehört haben. Zu oft habe ich Menschen gesehen, die einwandfreie Röntgenbilder vorweisen und sich vor Schmerzen nicht auf-

recht halten können. Umgekehrt muss ein mit MRT festgestellter Bandscheibenvorfall nicht schmerzen. Er kann „ärgern", muss aber nicht.
„Wenn wir 100 Leute von der Straße holen und mittels MRT ihre Wirbelsäule prüfen, werden 20 einen Prolaps aufweisen, der ihnen allerdings unbekannt ist", so ein Orthopäde bei einer VitOrgan Tagung am 23.11.2002 in Essen.

In meiner Zeit als Computer-Fachmann hatte ich mehrere Kunden, die sogenannte 3D-Software für die Fertigungsindustrie entwickelten. Wenn Sie ein Schnittbild für ein kompliziertes Werkstück, zum Beispiel einen Motorblock, ausrechnen und zeichnen lassen, so ist es kaum zu deuten und zu verstehen. Und dabei handelt es sich um die scharfen Konturen eines toten Metallstückes.
Das Bild einer Computer-Tomographie zu deuten, grenzt an Unmöglichkeit, denn kein Patient hält sich ganz gerade, keine Wirbelsäule ist exakt nach dem Lot gebaut, und die kleinste Verdrehung gibt in der Schnitt-Ansicht Bilder wieder, die ganz falsch gedeutet werden können. Und diese Erklärung gilt bereits für die Knochen, die auch relativ scharfe Konturen haben. Wenn Sie aber einen Muskelriss oder einen Sehnenfaserriss mit einem dieser Bilder beurteilen wollen, so sind Sie bei der Interpretation im Bereich der Hellseherei. Das heißt im Klartext, dass eine exakte Objektivierung nur selten gegeben ist. Der Arzt findet im Bild die Bestätigung dessen, was er an Therapie durchführen möchte.

Ich habe 1990 in meiner Praxis in Hilden angefangen, mit Chiropraktik zu behandeln. Es hat ganze vier Jahre gedauert, bis ich zum allerersten Mal eine Patientin zu sehen bekam, die bereits „an der Bandscheibe" operiert war. 1995 sah ich etwa vier bis fünf operierte Menschen **pro Jahr.** Jetzt sehe ich etwa drei pro Woche. Auch hatte es Jahre gedauert, bis ich eine Frau sah, die brustamputiert war, jetzt sehe ich fast jede Woche eine.

Irgendwas stimmt mit unserer offiziellen Medizin nicht!

Osteoporose: Die Zahlen
Pro Jahr gibt es in der Bundesrepublik Deutschland offiziell ca. 100.000 Oberschenkelhalsbrüche, die auf Osteoporose zurückzuführen sind. Jährlich ster-

ben ca. 30 % der Patienten an den Folgen der Operation und weitere 30 % werden mehr oder weniger pflegebedürftig. Es entstehen jährlich etwa 10 Milliarden Euro an Kosten, davon fallen über 70 % bei der Behandlung der Komplikationen im Krankenhaus an (Quelle: Nestmann-Pharma-GmbH, 2004).

Damit kann man sagen: Osteoporose ist eine Volkskrankheit! Und ich muss dazu anmerken: Osteoporose ist eine Zivilisationskrankheit!

Es scheint unausweichlich zu sein, im Alter Knochenmasse zu verlieren. Es heißt dann eben „Sie sind halt 70 und daher verschlissen." Meine Antwort ist ganz klar: Nein. Sie können 120 Jahre alt werden und Superknochen haben. Wie das geht?

Zuerst lernen wir, was schadet. – Dann lernen wir, es zu vermeiden.

Osteoporose und Darmreizung

Wir fangen an mit einer Frage zum Thema Calcium:
Was machte **früher** der Arzt, wenn Sie einen akuten Allergieanfall, also einen beginnenden Schock bekamen? Ja, richtig, er spritzte Ihnen **Calcium** intravenös. Also wusste man, dass hochdosiertes Calcium in der Lage ist, schwerste Entgleisungen des Immunsystems zu besänftigen. Calcium wird seit jeher von unserem Körper benötigt, um Entzündungen auf natürliche Weise unter Kontrolle zu bekommen.
Heute wird das gefährliche Kortison verabreicht. Können Sie sich vorstellen, warum heutzutage so viele Menschen von Osteoporose befallen sind? Einige Schnelldenkende werden schon jetzt das Ungeheuerliche erahnen.

Es ist die ständige latente allergische Darmschleimhautreizung.

Die durch falsche Ernährung verursachte chronische Darmhautreizung löst mit der Zeit unsere Knochen regelrecht auf.

Chronologisch gab es für die Osteoporose mehrere bekannte Ursachen:
Bis ca. 1950, vor der Ära der Nahrungsmittelindustrie und der pharmazeutischen Chemie, **war die erste Ursache der Osteoporose der Bewegungsmangel.** Was nicht beansprucht wird, verkümmert, bildet sich zurück. Denken Sie an den eingegipsten Arm nach einem Bruch. Wenn Sie Ihren Körper nicht bewegen, so wird er spröde und brüchig. Diese Ursache überwog bis ca. 1960. Damals hat man die Knochendichtemessung nie durchgeführt. Man brauchte es auch nicht.

Der Körper braucht für viele Vorgänge Calcium. Wenn er es in unserer unnatürlichen Nahrung nicht bioverfügbar bekommt, entnimmt er es logischerweise den eigenen Knochen, die dann brüchig und schwach werden.

Bioverfügbar ist nur das Calcium, das wir beim Verzehr einer Pflanze uns einverleiben. Die Pflanze hat diesen Stoff in mineralischer Form aus dem Boden aufgenommen, hat ihn sozusagen verdaut, und dabei die Molekülstruktur und die elektrische Polarität geändert. In dieser Form können wir es problemlos aufnehmen.

Die zweite Ursache und, meiner Meinung nach, die heute mit Abstand am weitesten verbreitete, ist die **ständige allergische Lage in unserem Dünndarm.** Damit er weiter arbeiten und uns trotz Vergiftung versorgen kann, verbraucht der Körper Unmengen an Calcium. Dieser kontinuierliche Bedarf kann nur noch durch den Abbau der Knochensubstanz befriedigt werden. Diese zweite Ursache erklärt den sprunghaften Anstieg der Osteoporose in den letzten Jahrzehnten.

Die stärkste Darmreizung wird von raffiniertem Zucker erzeugt. Unser Darm ist hierfür gar nicht gebaut, dieser Zucker verbrennt die Darmzotten regelrecht. Eltern und Großeltern sollten das bedenken. Es ist nichts wirklich Freundliches, dem Kind einen Lolly oder einen Schokoladenriegel zu geben. Damit wird die Gesundheit des Kindes deutlich verschlechtert. Aber auch mit Kuhmilch tut man den Kindern keinen Gefallen. Sie löst so viele Mikroallergien an der Darmwand aus, dass die Calcium-Bilanz negativ wird. **Die Milch ist ein Calcium-Räuber.**

Die dritte Ursache, die uns eine noch größere Wachstumsrate der Osteoporose beschert hat und bescheren wird, **ist der absolut unüberlegte Umgang mit Kortison.** Das Medikament Kortison baut nicht nur die Immunabwehr, sondern auch die Knochensubstanz **massiv** ab.

Dr. med. Hong Liu: „Obwohl Medikamente wie Kortison eine vorübergehende Linderung bewirken, führen sie langfristig oft zur Zerstörung des Gelenks." Mehr noch: Der „moderne" Umgang mit Kortison erklärt die noch steilere Progressionskurve der Osteoporose der letzten zehn Jahre. Übrigens: Tendenz weiter steigend!

Zur Behandlung der Osteoporose verabreichen ein paar unerschrockene Therapeuten Östrogene. Damit erhöhen sie enorm den Säurespiegel im Körper mit einer nachgewiesenen Gefahr von Thromben (Herzinfarkt, Schlaganfall) und Krebs (besonders Brustkrebs).

Sogar der große Krebsforscher Paul Gerhardt Seeger, der sonst so unparteiisch Fakten aneinander reiht, sagt: „Es ist demnach ein Kunstfehler, Frauen vor oder im beginnenden Klimakterium, wo eine Krebsphase unbewusst sein kann, Östrogene zu verabreichen." Er erklärt weiter: „Verabreichung von Östrogenen verursacht eine Verschiebung des in allen Zellen bestehenden Quantenverhältnisses zwischen männlichen und weiblichen Hormonen zugunsten der weiblichen, woraus eine Hypercholesterinämie, ein Defizit des Vitamin C-Gehaltes und eine Erhöhung des Phosphatasegehaltes resultiert."

Damit hat er sicherlich einen Teil der Erklärungen geliefert, warum Östrogenverabreichung nachweislich krebserregend ist.
Aber – das Zeug soll verkauft werden! Und da die Osteoporose-Lage sich bei dieser Medikation nicht verbessert, besteht also keine Gefahr, Kunden zu verlieren. Die Wirtschaft hat leider Vorrang vor der Gesundheit!

Osteoporose und Übersäuerung

Alles im Körper ist im Gleichgewicht.
Die Natur hat uns Aufbaukräfte gegeben für den Fall, dass wir eine Funktion stark beanspruchen und Abbaukräfte, um das, was nicht so sehr benötigt wird, auf das richtige Maß schrumpfen zu lassen. So ist es auch bei den Knochen. Es gibt Aufbauzellen (die Osteoblasten), die beanspruchte Knochen in ihrer Struktur stärken, und Abbauzellen (die Osteoklasten), die wenig gebrauchte Knochen in ihrer Substanz verringern.

So ist meine Aussage **„was nicht benutzt wird, verkümmert"** zu verstehen.

Nun haben einige Forscher nachgewiesen, dass latente, ständige Übersäuerung die Osteoklasten, also die knochenabbauenden Zellen, anregt. Das heißt, **Übersäuerung begünstigt den Abbau von Knochen und forciert die Osteoporose.**

Säure hebt zusätzlich die Wasserbindungsfähigkeit der Knorpelstrukturen auf. Damit trocknet dieses Gewebe mehr oder weniger aus, wird hart und spröde, verliert seine Elastizität und wird letztendlich für Erkrankungen aller Art anfällig. Das kann man bei Spitzensportlern beobachten, die sich immer wieder am Gelenk- und Sehnenapparat verletzen. Die körperliche Überbeanspruchung lässt enorm viel Milchsäure in den Muskeln entstehen. Wenn diese Säure nicht mit gezielten Baseneinnahmen ausgeglichen wird, so sind diese Menschen dermaßen übersäuert, dass die Spannkraft der Gewebe leidet. Übrigens kann sich Knochenkrebs kaum ohne starke Übersäuerung bilden. Ausnahme sind Unfallfolgen.

Und was macht uns sauer?
Es gibt drei Ursachen, wie im Buch „Zukunft ohne Krebs" eingehend erklärt:

- erstens **Ernährung**
- zweitens **Stress** in allen Formen und
- drittens **Gifte,** insbesondere die Chemie der schulmedizinischen Medikation und der Nahrungsmittelindustrie.

Unter diesen Giften sind die Protonenpumpeninhibitoren, die sogenannten **Säureblocker** für den Magen, besonders zu nennen.

Sie haben Magenschmerzen. Der Arzt stellt einen Magensäureüberschuss fest und verschreibt Ihnen daher einen Säureblocker. Vor ein paar Jahren wurde ein noch irrsinnigeres Verfahren angewandt: die SPV (selektive proximale Vasektomie). Hinter diesem komplizierten Namen versteckt sich eine Magenoperation, bei der die Hälfte der vegetativen Nerven, die zum Magen führen, einfach chirurgisch gekappt werden. Der barbarische Grundgedanke: Wenn die Hälfte der Nerven fehlt, so gibt es auch nur die Hälfte der Information, und es wird nur die Hälfte der Säuremenge gebildet...

Das wäre Technik. Unsere Natur denkt glücklicherweise nicht so beschränkt, sie denkt nicht in Füllmengen, sondern in Gleichgewichten. Wenn der Magen diese Menge an Säure gebildet hat, so brauchte er es so, **auch dann, wenn wir es nicht verstehen.**
Die SPV hat das Übersäuerungsproblem niemals gelöst, dafür allerdings viele Menschen zum Teilkrüppel gemacht.
Der geniale Dr. Are Waerland sagte sehr treffend: „Es ist nicht möglich, ein Teil durch ein Teil, ein Bruchstück durch ein Bruchstück zu erklären." Auch heilen kann man nicht stückweise. Man kann sich nicht „den Magen" einzeln vornehmen. Die Spezialisierung der Medizin war einer der größten Fehler, die überhaupt begangen werden konnten. Der Mensch ist ein Ganzes und kann nur in seiner Gesamtheit behandelt und geheilt werden.

Man muss wissen, dass der Magen Säure immer nur gleichzeitig mit Bikarbonat-Base produziert, eben damit das Gleichgewicht ausgewogen bleibt. Diese Basen werden vom gesunden Körper dazu benutzt, Übersäuerung zuerst im Blut, dann in den Gelenken abzupuffern. Säurehemmer unterbinden auch die Basenproduktion und sind daher als gefährliche Medikamente einzustufen, die die Wahrscheinlichkeit für Herzinfarkt und Schlaganfall erhöhen und den Knorpelabbau in den Gelenken fördern.

Die meisten Übersäuerungsprobleme resultieren aus einer unausgewogenen Ernährung, und hier spielen die tierischen Eiweiße die größte Rolle.

So zeigen Vegetarierinnen nach dem achtzigsten Lebensjahr einen Knochensubstanzmangel von nur 18 % verglichen mit 35 % bei gleichaltrigen Gemischköstlerinnen. Auch die Rate der Oberschenkelhalsbrüche ist bei Vegetarierinnen wesentlich geringer (Studien von Sellmeyer et al./Weiß et al. 1981, Abelow et al.).

Professor Dr. Jürgen Vormann: „Wird eine künstliche Säurebelastung nur durch eine Steigerung der Proteinzufuhr verursacht, wird dadurch zunächst eine vermehrte Ausscheidung von Calcium über die Niere beobachtet. Durch die gleichzeitige Zufuhr von Basen... kann der Calciumverlust vermieden werden." Diese Informationen basieren auf Experimenten von J. Lutz, der schrieb: **„Durch den Anstieg der Proteinzufuhr von 44 g/Tag auf 102 g/Tag nahm die mittlere Calcium-Ausscheidung über die Nieren um 94 % von 96 mg auf 186 mg pro Tag zu."** Kennen Sie einen Arzt, der Sie bei Übersäuerung nach Ihrer Ernährung fragt? Wenn ja, bleiben Sie bei ihm.

Im Klartext heißt das: Wer tierisches Eiweiß zu sich nimmt, baut seine Knorpel und Knochen ab. Dieser Abbau kann mit Basenpulver-Einnahme zunächst künstlich gestoppt werden.

Sie verstehen nun, warum sich u.a. die Aufnahme von Milch stark negativ auf die Knochen auswirkt. Und Sie verstehen, warum ich so vehement vor der gefährlichen „Atkins-Diät" und die „Optimum-Diät" von Herrn Barry Sears (Artikel in der Zeitschrift „Raum und Zeit" 02/2004 ; siehe Anhang) warne und warum ich Merlins Pulver zur kurzfristigen Hilfe entwickelt habe.

Pflanzliche Lebensmittel sind reich an Basen und auch reich an Calcium. Außerdem haben diese Mineralien aus den Pflanzen die richtige Polarität, so dass sie direkt von unserem Körper aufgenommen werden können (Bioverfügbarkeit).

Für Menschen, die ständig übersäuert sind, wird das Problem noch gravierender, Denn es kommt zu einer sogenannten kompensatorischen Entmineralisierung, also zum Abbau der Knochen, weil der Körper so versucht, seine Übersäuerung auszugleichen. Zu viel Säure birgt die unmittelbare Gefahr von Blutverklumpung und daher von lebensbedrohlichen Thrombosen. Der direkte Abbau von Mineralien aus den Knochen puffert kurzfristig diese überschüssige Säure. Dafür nimmt der Körper die Schwächung der Knochen als kleineres Übel in Kauf. Wer seinem Körper durch seine Ernährung keinen Ersatz bietet, ist kurz- oder mittelfristig schlecht dran.

Wie man sich schützt, lesen Sie in „Der Schlüssel zur ewigen Gesundheit – Darmpflege". Medizin ist so einfach!

Und noch ein praktischer Beweis dafür, dass Knochen „Basenlieferanten" sind: Denken Sie an die Herstellung von echter Seife. Seife ist eine Lauge, also das Gegenteil von Säure und wird aus Fett und einem extrem basischen Material, der Pottasche, hergestellt. Pottasche wird durch Verbrennen von Pflanzen – bevorzugt Buchenholz oder Meeresalgen – gewonnen, die als Basenlieferanten bestens geeignet sind! Als Ersatz für Pflanzen hat man auch Knochen verwendet! Knochen sind also eindeutig basisch, und basische Nahrung macht Knochen stark, und säurehaltige Nahrung, d.h. tierisches Eiweiß und Zucker, **laugen** unsere Knochen **aus.**

Osteoporose und Nierenschwäche

Mit zunehmendem Alter nimmt bei 99 % der Bevölkerung die Nierenleistung ab.
Das sind genau die Menschen, denen ich das Lesen und Beherzigen meiner Bücher sehr empfehlen möchte.
Das Gewebe **„versandet"** bei den meisten Menschen einfach, es versinkt in Schlackenstoffen. Die Leber kann die Flut an Giften aus dem Darm nicht bewältigen und einige Schadstoffe gehen mit diesem „unreinen Blut" durch das Gewebe und lagern sich überall ab. Das gilt auch für die Nieren, deren Filterfunktion mit der Zeit reduziert wird. Dadurch entsteht eine negative Bilanz eines Stoffs (Säurerest) namens HCO_3, und der Körper tut alles, um dieses Ungleichgewicht zu kompensieren. Eine Quelle für diesen Ausgleich findet er wo? Richtig, in den Knochen, die deswegen langsam aber sicher abgebaut werden.

Das Nierengewebe zu regenerieren ist nicht immer ganz einfach. Es bedarf einer Kombinationstherapie mit den Bestandteilen

- Darmsanierung (und Ernährungsumstellung),
- Unterstützung der Leber (eventuell Sauerstoff-/Ozon-Therapie, Homöopathie, Phytotherapie, „Leber-Behandlung" siehe Anhang) und
- Nierengewebe-Neuaufbau (am besten mit Präparaten der Firmen VitOrgan – Neynephrin, Neygeront u.a. – und Sanum – Nigersan – auch hier kombiniert mit anderen Naturheilmitteln).

Kurzfristig kann man den Verlust kompensieren, indem man HCO_3 einfach einnimmt. Die Firma Fresenius bietet hierfür das Präparat **BicaNorm**, in jeder Apotheke frei erhältlich. Nachweislich bauen sich die Knochen wieder auf.

Die Funktionstüchtigkeit der Niere ist sehr wichtig, und alle hier genannten Produkte haben eine positive Wirkung, allerdings sind uns die alten Chinesen immer noch einige Längen voraus. Sie betrieben und betreiben Vorsorge nicht nur direkt auf der materiellen Ebene, sondern u.a. mittels Tai-Chi und Chi-Gong auch auf der energetischen Ebene.
Mit diesen Übungen können auch Sie innerhalb kurzer Zeit die Energiebahnen z.B. der Nieren von Blockaden befreien und somit den Weg zur Regeneration öffnen. Das hat zudem den Vorteil, dass Sie gleichzeitig durch die Bewegung direkt Knochen und Knorpel unterstützen, und als Bonuspunkt öffnen Sie Ihren Geist... Wahnsinn...

Osteoporose und Phosphatüberschuss durch industrielle Nahrung

Phosphate werden von der Nahrungsmittelindustrie intensiv eingesetzt. In den letzten 30 Jahren ist die Aufnahme in den westlichen Ländern um 300 % gestiegen! Das weiß der Verbraucher nicht, der ahnungslos seine Wurst verzehrt. Ein Überangebot an Phosphaten ist allerdings für viele Probleme im Körper verantwortlich. Die Palette erstreckt sich von hartnäckiger

Fettleibigkeit über Nahrungsmittelallergien bis hin zu Gehirnfunktionsentgleisungen (cerebrale Dysfunktionen) und darunter höchstwahrscheinlich auch zu einem großen Anteil an dem Bild der Hyperaktivität bei Kindern.

Die Denkweise des Menschen wird durch seine Ernährung sehr beeinflusst (siehe Buch „Darmpflege"). Wir haben gerade gesehen, dass Allergien Erkrankungen sind, die im Körper Calcium en masse verbrauchen. **Ganz besonders im Falle der Phosphate reagiert unsere Natur mit einem Ausgleichsmechanismus, der über einen hohen Calcium-Verbrauch abläuft.**
Als der liebe Gott unseren Stoffwechsel schuf, der über Millionen von Jahren an natürlichen Bedingungen reifen durfte, hat er die Phosphatwurst nicht berücksichtigt!

Schützen Sie sich, indem Sie keine industrielle und vorgefertigte Nahrung, auch nichts Eingepacktes, kaufen! Wenn Sie unbedingt Wurst brauchen, so kaufen Sie bitte die von Ihrem „Metzger um die Ecke" selbst hergestellte Wurst. Er kann und soll Ihnen sagen, was er in die Pelle gepresst hat.
Die Firma Fresenius hat das hervorragende Präparat „Phosphosorb" zur Ausleitung von Phosphaten entwickelt. Es handelt sich um einen calciumhaltigen Phosphatbinder mit dem Wirkstoff Calciumacetat und ist in der Apotheke frei verkäuflich. Aus der Zusammensetzung dieses Präparates können Sie ersehen, dass unser Körper Calcium verbraucht, um den künstlichen Phosphatüberschuss zu bändigen!

Knochenerhaltung/Knochenregeneration

Es ist immer einfacher, einen Bestand zu erhalten, als etwas zu regenerieren, was verloren gegangen ist. Daher spielt auch bei der Osteoporose die Vorbeugung die Hauptrolle.

Intelligente Vorbeugung setzt Verständnis für die Biologie voraus. Es reicht in keinem Fall, genügend Calcium – auch in der bioverfügbaren Form – einzunehmen, um gesunde Knochen zu behalten, das gleicht blindem Basteln auf einer mechanischen Ebene.

Der Körper ist ein lebendes „Etwas", das sich an die gestellten Anforderungen ständig anpasst. Unsere Körper sind nicht zum Ausruhen gedacht. Nur wer sich bewegt, bleibt stark.

Unser Alltag sieht allerdings meistens anders aus:
Morgens aufstehen, zehn Schritte bis zum Bad, zehn Schritte bis zum Frühstückstisch, zehn Schritte bis zum Auto, 100 Schritte bis zum Arbeitssitzplatz... an einem Tag kommen weniger als 500 Schritte zusammen. Bei so geringer Anforderung gibt es für unseren Körper keine Notwendigkeit, dieses aufwendige Gerüst aufrechtzuerhalten oder sogar etwas Neues –wie Knorpel – aufzubauen.
Dr. Badmandjelig hat in seinem fantastischen Buch „Wasser, die gesunde Lösung" ebenso wie Dr. Becker in „Der Funke des Lebens" erklärt, dass der Bedarf an Knochenmasse kontinuierlich vom Körper überprüft und die Knochendichte in der Tat täglich bzw. kontinuierlich dem Gebrauch angepasst wird. Benutzen Sie Ihre Muskulatur, so müssen auch die Knochen als formgebende Stützteile dieser Belastung gerecht werden.
Wenn Sie tagelang dieselbe Bewegung ausüben, schwillt mit der Zeit der Muskel an. (Das geschieht z.B. auch beim „Body-Building" – schreckliches Wort!) Der Knochen muss zwangsläufig in seiner Festigkeit nachkommen und auch robuster werden.
Dr. Becker erklärt, dass bei mechanischer Belastung eine Reibung und dadurch eine messbare Piezzo-Elektro-Ladung innerhalb der Knochensubstanz entsteht. „Der Piezzo-elektrische Effekt sagt dem Knochen, wie hoch die Belastung ist und in welche Richtung sie wirkt" (Ein Experiment aus dem Jahr 1964 (!), beschrieben in „Der Funke des Lebens", Seite 194).
Durch diese Information wird ein Aufbauimpuls erzeugt, der wiederum die lokalen Hormone steuert, die unsere knochenaufbauenden Zellen (Osteoblasten) anregen.

Ähnliches passiert auch in den Muskeln und Bändern. Es gibt kleine Messfühler, die am Ende der Muskeln in die Sehnenfasern eingelagert sind und die registrieren, wenn die Muskeln benutzt werden. Bei der Verteilung der verfügbaren Aufbauressourcen werden diese Bereiche, weil benötigt, dann bevorzugt versorgt.

Sie können es jetzt noch besser nachvollziehen: „Was nicht benutzt wird, verkümmert." Und was über Generationen hinweg nicht benutzt wurde und wird, wird bei der nächsten „Menschausgabe" nicht mehr so ausgeprägt. So funktioniert Evolution!
Das gilt übrigens auch für das Gehirn. Wer zu viel fernsieht, verblödet. Die letzte Statistik Ende 2004 ergab in Deutschland 3,5 Stunden Fernsehen täglich pro Kopf!
Bewegen Sie sich und verzichten Sie bitte ganz auf Ihren Fernseher. Auf einmal haben Sie enorm viel Freizeit – und das täglich. Und denken Sie bitte in gleicher Weise für Ihre Kinder.

Wassermineralien/„destilliertes" oder mineralfreies Wasser

Das Thema „Wasser" können wir hier nur kurz ansprechen, obwohl es eines der grundlegendsten Themen überhaupt ist.

Der Physiker Dr. Wolfgang Ludwig sagte: „Alle Lebensprozesse sind unmittelbar oder mittelbar mit dem Wasser verbunden. Daher kommt dem Wasser in der Umweltproblematik eine besondere Stellung zu."

Mein Großvater in Frankreich konnte es nicht fassen, als er erfuhr, dass es Menschen gibt, die Wasser in Flaschen kaufen. Man brauche doch nur den Hahn aufzudrehen oder das Wasser im Eimer am Straßenbrunnen 50 Meter vom Haus entfernt zu holen. Tja, die Zeiten haben sich geändert.

Vor hundert Jahren haben die Menschen im Rhein gebadet, dann wurde er zur Industriekloake. Vor einigen Jahren wollte Minister Töpfer uns vorführen, dass der Rhein wieder sauber sei und man wieder sorgenfrei drin baden könne. Die Zeitungen titelten: „Töpfer badet im Rhein." Nur wenige zeigten ein Bild. Der Minister trug einen Neoprenvollanzug mitsamt Taucherbrille!

Wasser aus dem Rhein sollte man nicht trinken. Immer noch nicht! Wir sind auf dem besten Weg, den Rest unseres „Paradieses Umwelt" auch noch zu zerstören. Wir bauen Kläranlagen und meinen, dass das Wasser dann rein sei. Das ist die Sicht der Chemiker, die aber nur materielle Moleküle berücksichtigen und sich nicht um energetische Schwingungen scheren.

Dr. Ludwig, Bio-Physiker und gedanklicher Vater der sanften pulsierenden Magnetfeldtherapie und der bio-informativen Medizin, hat sich eingehend mit den Fähigkeiten und Eigenschaften des Wassers beschäftigt. Wasser ist nämlich viel mehr als die Flüssigkeit, die wir essentiell zu unserem Überleben brauchen. Wasser ist unser Speichermedium schlechthin. Im Wasser unseres Körpers – und dies ganz besonders intrazellulär (eine Zelle besteht zu aus 80 % Wasser!) – speichern wir Informationen in Form von Schwingungen. Wenn wir diesen Weg gedanklich weiterverfolgen, bestehen wir überhaupt nur aus Schwingungen und sind für Schwingungen sehr empfänglich.

Im Buch „Zukunft ohne Krebs" habe ich erklärt, dass wir Menschen aus den gleichen Bausteinen bestehen wie die Tiere und Pflanzen. Genau wie ein guter Maurer aus Steinen sowohl eine Hütte als auch einen Palast bauen kann, so hat der „Maurer des Lebens" verschiedene Lebensformen entstehen lassen. Meine Aussage war: „Wir sind lediglich andere Wuchsformen aus demselben Material."

Wenn Wasser z.B. in Kontakt mit Schwermetallen gekommen ist, dann nimmt das Wasser diese Schwingungen auf. Eine Kläranlage kann nur Moleküle zurückhalten, löscht aber keine gespeicherten Schwingungen. So gelangen krankmachende Informationen von Pestiziden, Insektiziden, Düngemitteln (gefährliche Nitrate u.v.a.!) nicht in der materiellen Ursprungsform, aber sehr wohl als Schwingung über die Wasserrohrleitung bis in Ihre Wohnung, bis in Ihren Körper und bis in den Körper Ihrer Kinder. Das Wasser muss also auch von den Schwingungen gereinigt und mit natürlichen Informationen aufgeladen werden.

Wasser hat aber noch viele andere Fähigkeiten.

Ein weiterer wichtiger Aspekt: **Wasser wirkt nicht durch das, was es bringt, sondern durch das, was es mitnimmt!**

Diese Aussage betrifft ausschließlich die chemische Ebene und bedarf der Erklärung.
Die in der Werbung der Mineralwasserfirmen angepriesenen Mineralien im Wasser nutzen uns nämlich entgegen der allgemeinen Meinung gar nichts, ja, man kann sogar sagen, dass sie zum größten Teil schädlich sind. Diese Spurenelemente kommen direkt aus dem Reich der Mineralien und sind in dieser Form von unseren Zellen nicht verwertbar. Wie bereits erklärt, müssen Mineralien durch eine Pflanze sozusagen verdaut worden sein, um für uns bioverfügbar zu werden. Direkte Mineralien sind für uns mehr Ballast als Hilfe.
Das Calcium der Mineralwässer wird z.B. kaum resorbiert und leider auch nicht vollständig wieder ausgeschieden. Das meiste wird da abgelagert, wo wir es am wenigsten gebrauchen können, nämlich in den Arterien, in den Gelenken und als Nierensteine in den Nieren.
Damit Calcium von unseren Zellen aufgenommen werden kann, muss es zuerst durch eine Pflanze verarbeitet werden. Calcium wird erst „bioverfügbar", wenn die Pflanzen bei der Verarbeitung der Mineralien die Polarität der Moleküle verändert haben.
Das können unsere Chemiker mit ihren Testverfahren gar nicht wahrnehmen. Unsere Zellen, die sehr feinfühlig sind, können es. Physiker sind zum Beispiel mit Spektrographen in der Lage, die Veränderung der Polarität darzustellen.

Die meisten Calcium-Pillen sind quasi nutzlos bzw. schädlich, weil sie meist nur mineralisches Calcium enthalten.
Über Millionen von Jahren haben sich unsere Vorfahren fast ausschließlich von Beeren und Pflanzen ernährt. Der menschliche Stoffwechsel hat sich darauf eingestellt und verwertet genau diese pflanzliche Nahrung am effektivsten.

In diesem Zusammenhang muss erneut wiederholt werden, dass die Milch entgegen der landläufigen Meinung nicht sehr viel Calcium enthält, nämlich z.B. 7-mal weniger als Brennnesseln oder Sesam und nicht mal halb so viel Sardinen! Noch dazu bringt die Milch so viele Probleme für unseren Stoffwechsel, dass unser Körper mehr Calcium verbraucht, um die Reaktionen zu besänftigen, als die Milch überhaupt enthält. Die Bilanz ist also negativ. **Die Milch ist ein Calcium-Räuber!** Sie können drei Liter Milch trinken und werden weniger Calcium aufnehmen als mit drei kleinen getrockneten Feigen.

In den USA ist die Werbung für Milch als Mittel gegen Osteoporose streng verboten! Wenn Sie unbedingt etwas Weißes trinken wollen, dann trinken Sie Sojamilch. Die Calcium-Gehalt ist recht gut. Allerdings gibt es kaum noch Soja, die nicht genmanipuliert wurde. Die Einnahme von genveränderten Produkten verändert Ihre eigene Genetik nachweislich innerhalb von drei Wochen. Man ist, was man isst. Wollen Sie langsam aber sicher zu einer Gen-Hybrid-Chimäre werden? Schützen Sie bitte sich und Ihre Kinder vor Fast-Food und Gen-Food.

Wasser reinigt unseren Körper und unsere Zellen. Die Lymphe fungiert dabei als Straßenkehrer des Gewebes. Sie transportiert alle Abfälle der Zellen ab. Streikt die Müllabfuhr, so baden unsere Zellen in ihren eigenen Exkrementen. Das ist nicht schön. Bedenken Sie: Unsere Zellen sind komplette Individuen mit eigenem Leben und Entscheidungsmöglichkeiten.
Die Zelle reagiert in Bezug auf ihre Umwelt intelligenter als der Makroorganismus Mensch! Wenn nicht „alles fließt", wie die alten Griechen es nannten, so stockt der Stoffwechsel. Die Zellen baden in einer Umgebung, die sie langsam vergiftet, und daher produzieren sie immer mehr Säure. Das Milieu des Gewebes verschlechtert sich mit der Zeit derart, dass sich entweder Parasiten in Form von Bakterien oder anderen Mikroorganismen einnisten und Entzündungen hervorrufen oder die Zelle nicht mehr atmen kann und in die krebserregende Gärung „umkippt".
Sie erkennen immer mehr, wie „einfach" Medizin ist. „Der Erreger ist nichts, das Terrain ist alles" (Zitat von Claude Bernard). Kein Erreger bekommt je die Möglichkeit, sich einzunisten und auszubreiten, solange das Milieu in Ordnung ist. Also: Halten Sie Ihr Gewebe sauber, und Sie bleiben automatisch gesund!

Wasser bindet viele Stoffe. Wenn Mineralwasser in der Lage ist, z.B. Calcium zu transportieren, so kann sich auch unser Körper diese Fähigkeit zunutze machen. Das schon zum großen Teil „beladene" Mineralwasser kann allerdings innerhalb unseres Körpers nicht viel abtransportieren. Wenn man eine Müllhalde abbauen will, so schickt man keine halbvollen LKW hin, sondern leere. Genauso ist es von Vorteil, zur Reinigung „leeres" Wasser in den Körper zu schicken.

Destilliertes Wasser ist nun der erste Gedanke, der aufkommt. Hierüber kursieren die tollsten Gerüchte. Ich habe selbst bei einem Vortrag über Mineralien, der durch eine Apothekerin gehalten wurde, gehört: „Wer zwei Tage lang nur destilliertes Wasser trinkt, kann sterben." Soweit der Glaube. Ich habe mehrere Monate lang destilliertes Wasser getrunken, und eine Kollegin von mir hat das zehn Jahre lang gemacht. Keiner ist gestorben. Ich bin aber dennoch von dem Destilliervorgang nicht überzeugt. Er verbraucht sehr viel Energie und wird heutzutage in elektrischen Maschinen durchgeführt, die leider zwangsläufig die 50 Hertz-Schwingungen des Stromnetzes an das Wasser weitergeben.

Als Alternative gibt es glücklicherweise heute die Technologie der Filter-Membranen, die sehr weit fortgeschritten ist. Durch Umkehrosmose kann auch verschmutztes Wasser wieder molekular rein werden. Die Filterung ist schnell und quasi ideal. Alle Mineralien werden zurückgehalten, und sogar Bakterien und Viren sind zu groß für diese Wunderfilter. Hiermit erreicht man also einen Reinheitsgrad, der chemisch einwandfrei ist.

Das reicht uns leider noch nicht aus. Die belastenden Schwingungen z.B. von Schwermetallen (Blei, Kupfer usw.) sollten mit weiteren Verfahren aus dem gefilterten Wasser gelöscht werden.

Darüber hinaus ist es sinnvoll, dem Wasser natürliche Informationen hinzuzufügen. Viele Firmen bieten hierzu hervorragende Produkte an. Adressen finden Sie im Anhang.

Befassen Sie sich mit dieser Materie, es lohnt sich!

Salz

Wenn wir über Wasser reden, dann müssen wir auch über Salz reden. Der Begriff „Salz" wird heutzutage vorwiegend für NaCl – Natriumchlorid – verwendet. Das ist in der Tat der quasi ausschließliche Inhalt dessen, was als Speisesalz verkauft wird. Das Speisesalz, das Sie heute kaufen, hat mit dem Stoff, der in der Antike mit Gold aufgewogen und als Währung und Bezahlung (daher das Wort: Salaire) benutzt wurde, nur wenig zu tun.

Das echte Salz ist ein Naturprodukt und kein raffiniertes Erzeugnis und Abfall der Chemieindustrie.

Das echte Salz wird durch den schonenden Abbau ausgetrockneter Urmeere gewonnen und **beinhaltet alle Spurenelemente**, d.h. unter anderem **alle Mineralien,** die wir zum Leben brauchen. Es ist interessant zu wissen, dass das innere Wasser unserer Zellen in etwa dieselbe Mineralienkonzentration aufweist wie das Wasser dieser Urmeere. Die von der Apotheke zu beziehende „isotonische" Kochsalzlösung ist ein ganz grober Versuch, eine körperähnliche Flüssigkeit als Ersatz herzustellen.

Dr. Schüßler hat sich sehr viele Gedanken zu den unterschiedlichen Salzen gemacht, die in den verschiedenen Gewebearten unseres Körpers dessen Funktionieren erst ermöglichen. Er hat zwölf Hauptsalze gefunden, die jeweils selbst Kombinationen von Stoffen sind. Ohne diese Salze kann das Gewebe gar nicht funktionieren. 1874 hat er seine erste Zusammenfassung über zellulare Biochemie publiziert.

Seine Arbeiten erfahren heutzutage eine gewisse Renaissance, und viele Menschen verdanken ihre wiedergewonnene Gesundheit der grundlegenden Arbeit von Dr. Schüßler über die elementarste Biochemie der Zellen. Es gibt einige Naturheilmittelfirmen in Deutschland, die die Schüßler-Salze als Medizinprodukt anbieten. Viele meiner Kollegen arbeiten mit dieser Therapieart (Biochemische Heilweise nach Dr. Schüßler). Es ist erstaunlich, wie das Gewebe sich regeneriert, wenn die richtigen Spurenelemente zugefügt werden.

Unsere moderne Technologie hingegen artet aus. Sie ermöglicht es uns, zum Mond zu fliegen, und Forscher fordern ungehemmte Gen-Entwicklungsmöglichkeiten, angeblich um die „restlichen" Erkrankungen auszurotten.

– Gleichzeitig haben wir aber die allereinfachsten Grundzüge des Stoffwechsels noch gar nicht richtig verstanden, geschweige denn unter Kontrolle gebracht.

Den Beweis für diese Aussage liefert das derzeitige Ausmaß an Stoffwechselerkrankungen: Einer von 20 Amerikanern leidet heute, 2004, bereits an Diabetes Mellitus, jeder dritte stirbt an Krebs! Und der Schnupfen dauert immer noch sieben Tage!

Wenn wir tief in die Materie einsteigen, ganz intensiv die Struktur der Moleküle des Körpers untersuchen, dann können wir nur noch staunen: **Wir bestehen ausschließlich aus Salzen!** Frau Dr. med. Barbara Hendel erklärt im Buch „Wasser und Salz, Urquell des Lebens", dass sogar unsere Eiweiße nichts anderes sind als komplexe Verbindungen aus Salz-Konglomeraten.

...und wenn wir einmal gestorben sind – möge es bis dahin noch lange, lange dauern! – und unsere Lebensschwingungen unseren Körper verlassen haben, so verbleiben nach Verbrennung des Gewebes... nur ein paar Hundert Gramm **Salz!**

Mit diesen Informationen kann man verstehen, wie wichtig Ur-Salze für unseren Körper sind. Einen Einblick bekommt man auch über die Therapierichtung „Orthomolekulare Therapie", die Krankheiten dadurch heilt, dass dem Patienten fehlende Spurenelemente zugeführt werden.

Wie wäre es, wenn wir dem Mangel vorbeugen würden? In den letzten Jahren haben sich viele Menschen umorientiert und benutzen Himalaja-Salz für ihre Speisen. Eine begrüßenswerte Entwicklung.

Salz in seiner natürlichen Form hat hervorragende gesundheitliche Eigenschaften. Sole (gesättigte Salz-Wasser-Lösung) kann den Blutdruck innerhalb von 15 Minuten senken bzw. normalisieren. **Sole löst auch überflüssigen Kalk auf.** Die Entkalkungstabletten einer Spülmaschine bestehen im Wesentlichen nur aus Salz. Das weiß doch jeder.

Menschen mit geringer Salzkonzentration im Urin erleiden 4-mal häufiger einen Herzinfarkt als Menschen mit einer normalen Konzentration. Salz fördert zusätzlich die Ausscheidung von überschüssigem tierischen Eiweiß.

Also sind wir ganz weit weg vom „bösen Salz" und von dem Gebot der salzarmen Ernährung. Auf das richtige Salz in der richtigen Menge kommt es an! Ihr Körper reguliert dann von ganz alleine, vertrauen Sie ihm.

Salz ist in der Lage, die „Exkrementen-Sülze" aus Zellen, die sich durch Ablagerungen um die Kapillaren gebildet haben, flüssig zu halten. Es hilft also, der Starre vorzubeugen und diese Stoffe auszuleiten.

Trotzdem, ein Zuviel ist auch negativ, wie Dr. Max Gerson in seinen Schriften erklärt. Daher empfiehlt er zunächst bei Krebs eine salzlose Ernährung. Wie immer, so gilt auch hier die Erkenntnis des Paracelsus, nämlich, dass es zwischen Gift und Medikament nur einen Unterschied gibt: die Menge.

Nehmen Sie qualitativ gutes, natürliches Ur-Salz in einer vernünftigen Menge zu sich. Auch Ihre Knochen profitieren davon!

Fazit: Der Irrsinn der Hormongabe, der Gentechnologie und den Fluor-Präparaten bei Osteoporose.

Wenn Sie jetzt ein wenig Revue passieren lassen, was Sie auf den vorhergehenden Seiten gelesen haben, dann muss Ihnen einfach einleuchten, dass Östrogengaben das Problem Osteoporose nicht verbessern können. Mehr noch, Östrogengaben sind ausgesprochen schädlich. Übersäuerung, Thrombosen bis zum Infarkt, Entgleisung des Stoffwechsels mit Gewichtszunahme, Entgleisung der Schilddrüse u.ä. sind die Folgen.

Östrogene haben im Calcium-Kreislauf wenig bis gar nichts zu suchen. Daher sind sie an dieser Stelle einfach nicht indiziert. Meiner Meinung nach hat die Östrogenverabreichung bei Osteoporose nichts mit Medizin zu tun.

Wenn Östrogene so gut wären, dann könnte man auch daran denken, sie Männern zu verabreichen. Tut man aber nicht! Wenn sich die Knochen bei einem Mangel an Östrogen übermäßig abbauen würden, dann müssten Männer, die einen wesentlich niedrigeren Östrogenpegel haben, unter sehr zerbrechlichen Knochen leiden. So ist es aber nicht. An dieser Denkweise muss doch etwas falsch sein!

Auch die pharmazeutische Entwicklung um das Gen IKK-Alpha, das US-Forscher als „Gen für Knochen-Entwicklung" entdeckt haben wollen (Rheinische Post, April 2004), wird das Problem Osteoporose nicht einmal berühren. Zum einen sind die Gene nicht der Bauplan des Lebens (siehe Kapitel „Magnetfeldtherapie"), und zum anderen **wird die Beschaffenheit eines Menschen durch die Funktionalität bestimmt.** Das Werkzeug „Körper" passt sich seiner Aufgabe ständig an. Der Mensch, der sich gut ernährt, sich über sein Leben freut und sich bewegt, wird keine Knochenprobleme haben. Wer sich nicht bewegt, bekommt weiche bzw. brüchige Knochen, und zwar egal, welche Gene er hat. Kein Gen der Welt wird zum Beispiel einem lange Zeit bettlägerigen Patienten starke Knochen bescheren.

Die Franzosen sagen dazu: „C'est mettre la charrue avant les boeufs!" (Es ist so, als würde man den Pflug vor den Ochsen spannen). **Sie können den Körper nicht dazu zwingen, etwas zu bauen, was er nicht braucht.** Das funktioniert mit keinem Mittel der Welt. Unsere Natur ist glücklicherweise klüger als wir.

Noch eine Warnung: **Vorsicht vor Fluor-Präparaten!** Solche „Medikamente" wurden und werden als Osteoporosemittel angewandt. Fluor ist ein schweres Gift, das nachweislich die Krebstendenz erhöht. Bitte, kein Fluor für Kinder, auch nicht in der Zahnpasta – bitte! Harte, gesunde Zähnen bekommen Kinder durch eine ausgewogene Ernährung mit viel Gemüse und Obst. Vermeiden Sie Zucker und tierische Eiweiße – besonders Kuhmilch – in der Kinderernährung, und viele Probleme werden gar nicht erst entstehen.

Fluor ist einer der Stoffe, die der Körper nur sehr schwer entgiften kann und die daher in einem „Mülldepot" – wie unser Atommüll in Gorleben – abgelegt werden. Fluor lagert sich besonders in Knochen und Zähnen ab (Lehrbuch der Toxikologie Marquardt/Schäfer Seite 41), und **man weiß sehr genau** (seit 1902! „Texas teeth"-Studie), **dass Fluoride ab einer bestimmten Depotmenge Karies und Osteoporose verursachen!** (Lehrbuch der Toxikologie Marquardt/Schäfer Seite 775).

Manchmal frage ich mich, wofür unsere „Forscher" bezahlt werden. Können sie nicht lesen? Oder ist das Elend der Kinder ihnen angesichts der finanziellen Reize der Pharmaindustrie auf einmal egal?

Die Arthrose

Ich möchte jetzt einen Begriff, den Namen einer Erkrankung, erneut und aus einem anderen Blickwinkel mit Ihnen besprechen:

Grundgedanken

Über allgemeine **Arthrose** wird viel geredet und geschrieben. In allen deutschen Zeitschriften, von „Brigitte" bis zur „ADAC-Zeitung", werden die tollsten Vorschläge gemacht! Es gibt dafür einen guten Grund: Arthrose ist in der Tat eine Volkskrankheit. Interessanterweise ist es eine Zivilisationskrankheit, die besonders die überernährten Westeuropäer und Amerikaner betrifft. Sie ist bei den Naturvölkern unbekannt!

Arthrose wird als eine abnorme, also nicht normale, Abnutzung des Knorpels definiert. Es handelt sich um eine Kombination aus mechanischer und Stoffwechselproblematik, bei der mehr Knorpel abgebaut als aufgebaut wird.

Die Arthrose ist somit eine systemische Erkrankung, das heißt eine Erkrankung, die den **gesamten** Körper betrifft. Die Hauptzeichen sind „Anlaufschmerz" und „Belastungsschmerz". Das bedeutet Schmerz kurz nach dem Aufstehen und während der ersten Schritte, eine relative Schmerzfreiheit über eine bestimmte Gehstrecke und dann wieder Schmerz bei Überbelastung. Ist die Arthrose fortgeschritten, so entzündet sich die Knorpel-Reibungsfläche in den Gelenken. Die Gelenke werden dick (Ödem) und rot und warm. Wir sprechen dann über eine **„aktivierte Arthrose".**

Die Symptome einer „echten Arthrose" sollten logischerweise überall im Körper gleich verteilt sein, weil ein Knorpelabbau überall gleichmäßig stattfindet.

Das heißt, alle Gelenke wären mehr oder weniger von der Arthrose betroffen, in jedem Fall aber symmetrisch, z.B. beide Knie oder beide Hüften. Das ist aber selten der Fall.

Meistens findet man eine Arthrose eines Knies oder einer Hüfte. Warum denn das? Warum nicht beide Knie, warum nicht beide Hüften? Sie machen doch mit jedem Bein die gleiche Anzahl an Schritten. Es gibt daher keinen Grund, warum eine Seite benachteiligt sein soll.

Mit der allgemeinen Diagnose „Arthrose" hat man also die Ursache gar nicht erfasst. Sicherlich wird insgesamt mehr abgebaut als aufgebaut, aber es gibt offensichtlich eine einseitige Abnutzung.

Ich nenne diese Problematik eine: **Lokal-Arthrose**

Erste Erklärung zur Lokal-Arthrose: Die Mechanik

Die häufigste Ursache, die für weit mehr als 90 % der Lokal-Arthrose-Fälle, verantwortlich ist, ist eine **Fehlstellung des Beckens.** Das gilt für alle Lokal-Arthrosen, seien sie an den Fußgelenken, den Knien, der Wirbelsäule, der Schulter, den Ellenbogen oder den Handgelenken.
Die Fehlstellung im Gelenk bewirkt eine Fehlposition der Knorpel zueinander, sowohl in Bezug auf die Größe der Berührungsfläche als auch in Bezug auf den Winkel. Besteht diese Fehlposition lange Jahre, so kann der Knorpel aufgrund der daraus entstehenden Fehlbelastung degenerieren. Das gilt insbesondere für Hüft- und Knieprobleme, aber auch für viele Arthroseerscheinungen an der Wirbelsäule.

Lassen Sie mich das grundlegend erklären, es ist nämlich spannend und einleuchtend.

Fangen wir mit einer alltäglichen Situation an:
Ein Patient kommt mit Problemen in der Lendenwirbelsäule – **(Hexenschuss, Lumbago, akuter Ischialgie, ...)** in die Praxis. Die Schmerzen ziehen übers Bein, möglicherweise bis in den Fuß. Er hat bisher Spritzen und Elektrotherapie bekommen. Nichts hat genützt. Möglicherweise hat man ihm sogar zu einer Operation geraten. Alle diese Therapien, die als reine Schmerztherapien ihre kurzfristige Berechtigung haben können, treffen die Ursache nicht.

Meine einfache Regel:
„Eine mechanische Problematik kann nur mechanisch ursächlich behandelt werden."

Die Evolution des Beckens

Wenn wir uns im Spiegel anschauen, so könnten wir annehmen, wir wären dafür gebaut, aufrecht zu gehen.

Die Theorie von der Evolution des Menschen lehrt allerdings, dass der Mensch erst seit weit weniger als einer Million Jahre „steht". Das sind lediglich ca. 50.000 Generationen. Eine lächerlich kurze Zeit, wenn wir bedenken, dass das Leben, und darunter auch „unser Leben" auf dieser Erde vor mehreren Milliarden Jahren angefangen hat.

In der langen Zeit davor sind unsere Vorfahren auf allen Vieren gelaufen. Genau wie die Katze mit den Vorderpfoten mit einem Ball spielt, so haben unsere Vorfahren angefangen zu greifen. Der Wunsch nach mehr Funktionen der Hände hat sie heranreifen und sich ausformen lassen. Unsere Füße entwickelten sich zunächst genauso. In einer Eingeborenensprache sagt man Quatremain (Vierhand), wenn man einen Affen meint.

Und dann kam der entscheidende Entwicklungsschritt in unserer Evolution: Die Vorderpfoten wurden frei zum Greifen, weil der Mensch gelernt hatte, ohne Hilfe der Vorderläufe zu balancieren und sich fortzubewegen. Wunderbar! Etwas mit den Vorderläufen fassen und sich gleichzeitig mit den Hinterläufen bewegen!

Der Hund muss noch heute beim Laufen seine Beute im Maul halten. Er kann sich dabei mit seinen Kumpanen nur schwer verständigen.

Das hatten wir also bereits damals gemeistert. Erst dann verfeinerte sich das Bild. Die Füße verkümmerten zu Fortbewegungsorganen und die Hände entwickelten sich zu feinfühligen Greif- und Fühleinrichtungen. Die „Vier-Hand-Information" ist allerdings nach wie vor vorhanden! Contergan-Kinder können wunderbar mit den Füßen schreiben und malen.

Wie wir verstehen werden, hat die Evolution unseren aufrechten Gang noch nicht ganz verarbeitet.

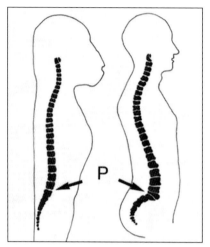
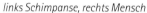
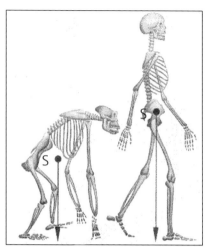

links Schimpanse, rechts Mensch   *links Schimpanse, rechts Mensch*

Ob sich der Affe auf allen Vieren fortbewegt (Bild rechts) oder sich kurz aufrichtet (Bild links), seine Wirbelsäule bleibt immer in einer fast geraden Linie.

So ist es auch beim menschlichen Fötus bis zur Geburt. Die Wirbelsäule des Neugeborenen ist, genau wie beim Affen, quasi gerade. Erst nach sieben bis neun Monaten bildet sich die erste Krümmung in der Halswirbelsäule. Die Krümmung der Lendenwirbelsäule ist nach Beobachtungen des Anthropologen Ernst-Michael Kranich erst im Alter von 18 Monaten vollzogen.
Der ausgewachsene Mensch hat für den aufrechten Gang einen Knick in der Wirbelsäule zwischen Kreuzbein und Lendenwirbelsäule entwickelt, der seine Form völlig verändert. Diese Stelle nennt man Promontorium (P).

Das alles hat weitreichende Konsequenzen. Unser ganzer Körper ist immer noch für die waagerechte Position des Rumpfes konzipiert.
So leidet z.B. auch unser Darm unter dem Aufrechtstehen. Fragen Sie sich, warum 80 % aller Krebsgeschwüre des Darms in den letzten 20 Zentimetern entstehen, obwohl der Darm fast acht Meter Länge aufweist? Hier ist die Antwort: Bei unsachgemäßer Ernährung und aufrechter Haltung stockt der Kot im Enddarm und verursacht Polypen, Hämorrhoiden und Krebs (Sie-

he mein Buch „Darmpflege" und die Werke von Dr. med. Are Waerland). Der Enddarm sollte waagerecht bleiben und nicht senkrecht. In der senkrechten, aufrechten Position sacken u.a. der Darm und Darminhalt nach unten, bei waagerechter Haltung dagegen bleibt der Enddarm leer. Die Darmschleimhaut des Enddarms ist für den Toxinansturm des stagnierenden Kots nicht konzipiert worden. Wenn Sie sich allerdings so ernähren, wie es für unseren Darm natürlich ist (auch hier siehe Buch „Darmpflege"), so haben diese Probleme kaum eine Entstehungschance.

Zurück zu unserem Skelett: Unsere Knochenstruktur ist immer noch nicht für den aufrechten Gang ausgebildet. Das wird uns sehr deutlich, wenn wir uns das menschliche Becken anschauen.

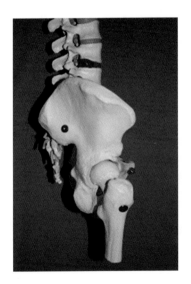
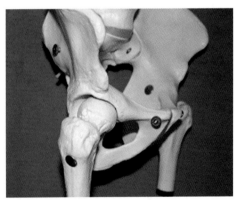

Diese beiden Bilder zeigen das Becken im Stehen.

Sie sehen, besonders im rechten Detailbild, dass ein beträchtlicher Teil der Kugel des Oberschenkelgelenkes außerhalb der Pfanne liegt und dass viel Spiel zwischen Kugel und Pfanne ist.
In dieser Position ist darüber hinaus die Kontaktfläche von Pfanne und Kugel klein – und das ist genau die Auflagefläche, die das Gesamtgewicht von Rumpf, Kopf und Armen abfängt.

Kippen wir den Oberkörper, bei nach unten gerichteten Beinen, um nur ca. 30 Grad nach vorne, wie im nächsten Bild, so sehen wir sofort, dass diese Position die günstigere und natürlichere ist.

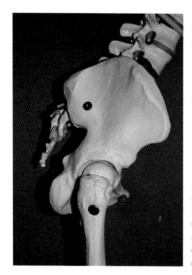

Die Kugel liegt hier ideal in der Pfanne. Es gibt so gut wie kein Spiel zwischen Pfanne und Kugel, somit ist die Kontaktfläche Pfanne/Kugel wesentlich größer, nämlich entsprechend der natürlichen Größe. Dadurch ist der Druck pro Quadratmillimeter und daher die Knorpelbelastung wesentlich geringer.

Der Grund allen Übels liegt also im aufrechten Gang, denn, merken Sie sich: **In der „Vierbeinerposition" ist es quasi unmöglich, nach hinten zu fallen.**

Oder haben Sie mal einen Hund erlebt, der auf den Rücken gefallen ist? Ich nicht! Sie können einen Hund mit viel Mühe dazu bringen, auf die Seite zu fallen, aber nicht nach hinten auf den Rücken. Das ist einfach nicht möglich. Dafür müsste er einen Salto rückwärts aufs Parkett legen. Das macht ein Hund nicht.

Der frühere Mensch konnte das auch nicht. **Daher war damals der heute gefürchtete Bruch des Oberschenkelhalses so gut wie unmöglich.** Die Natur hatte gut vorgesorgt.

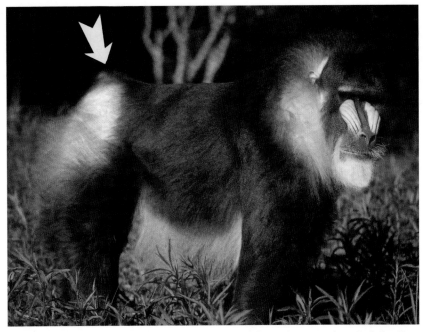

Wollen Sie versuchen, diesen Mandrill auf den Rücken fallen zu lassen, so dass die Aufprall-kraft in Pfeilrichtung liegt? Es wird Ihnen nicht gelingen!

Wenn Sie erneut unser Becken betrachten, so sehen Sie, dass die sogenann-te Pfanne, in der sich der Kugelkopf des Oberschenkelknochens befindet, für starke Belastungen von unten vorgesehen ist. Der Oberschenkelknochen ist gut abgefangen, wenn die Belastungskraft vom Knie in Richtung Becken geht.

Wenn aber der Mensch aufrecht geht und auf der sprichwörtlichen Bana-nenschale ausrutscht, so fällt er nach hinten auf den Teil des Beckenkno-chens (Darmbein), den wir Sitzhöcker nennen. Und welche Wucht ergibt sich bei diesem Aufprall, wenn wir auf den Hintern fallen?

Wie viel wiegen Sie? Seien wir großzügig, nehmen wir einfach zunächst 50 Kilogramm an und eine Beckenhöhe im Stehen von einem Meter. Dann stellen Sie sich Folgendes vor: Sie halten ein Sack Zement von einem Zent-ner einen Meter über den Boden und lassen ihn plötzlich fallen.

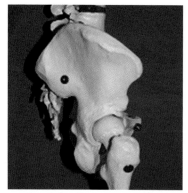

vor dem Aufprall

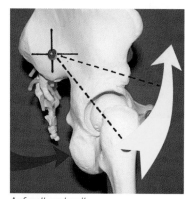

Aufprallmechanik

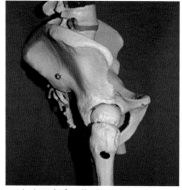

nach dem Aufprall

Sie können sich nun sehr gut vorstellen, was für ein „Rums" entsteht, und der wird noch auf die Fläche des Zementsacks verteilt. Aber wenn derselbe „Rums" auf den armen kleinen Sitzhöcker kommt, so gibt es keine Gnade. Das Darmbein muss weichen und dreht sich um die Achse der Anbindung mit dem Kreuzbein, wie im nächsten (mittleren) Bild dargestellt.

Der untere Teil des Darmbeins ist durch den Schlag des Aufpralls hinter dem Oberschenkelknochen nach vorne gerutscht. Die Kugel liegt fast ganz frei (unteres Bild).

Folgen:
1. Die Kontaktfläche Pfanne/Kugel ist durch die Fehlposition wesentlich kleiner geworden, dadurch ist der Druck pro cm² auf dieser Fläche wesentlich höher, und der Abrieb verstärkt sich. Ohne Chiropraktik sind Menschen mit diesem Problem die Kandidaten der Zukunft für künstliche Hüftgelenke.

2. Der Aufhängepunkt des Oberschenkels beschreibt einen Bogen nach oben. Das Bein wird höher aufgehangen und erscheint kürzer.

Mutter Natur hat die Beckenverschiebung, den Beckenschiefstand und alle daraus entstehenden Probleme einfach nicht vorgesehen (siehe hierzu auch Kapitel Chiropraktik). Ob eine mechanische Problematik des

Beckens besteht, ist sehr leicht festzustellen. Das Wissen dazu haben Sie jetzt gerade erworben.

Wenn die Darmbeinschaufel sich bei solch einem Schock durch einen Fall verdreht, so wird der Anbindungspunkt des Beins, die Kugel des Oberschenkelknochens, nach oben in Richtung Bauch verschoben.

Dadurch erscheint das Bein kürzer.

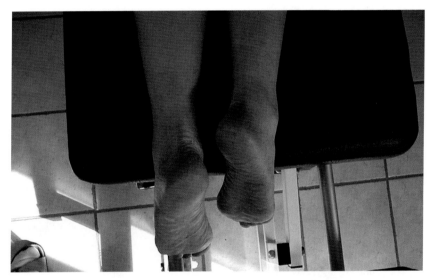

Rekord-Beinlängen-Differenz von 6 cm.

Die Überprüfung der Beckenposition und der Beinlängentest geben innerhalb von Minuten Klarheit. Sie legen sich einfach ganz gerade auf den Bauch, die Beine exakt in der Linie der Wirbelsäule und reiben die Fersen aneinander. Stoßen die Fersen in gleicher Höhe aneinander, so gibt es zunächst keine Probleme. Bei einem Unterschied von mehr als einem Zentimeter gibt es Handlungsbedarf. Der Rekord in meiner Praxis waren sechs Zentimeter „Beinlängendifferenz". Und ein vierjähriges Mädchen hatte 4,5 Zentimeter **scheinbare** Beinlängendifferenz!

Beachten Sie bei der Überprüfung auch die anderen Merkmale wie unterschiedliche Po-Falten, Drehung des Fußes bzw. des Beins nach außen, **unterschiedliche Venenzeichnungen (einseitige Krampfader...), einseitiger Pilzbefall,** etc., die weiter im Text beschrieben werden.

**Hier muss ganz klar und deutlich gesagt werden:
Unterschiedlich lange Beine existieren nicht!**

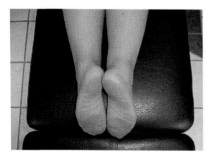
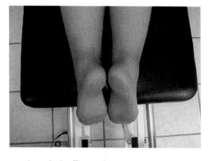

Beinlängendifferenz vor der Therapie *und nach der Therapie*

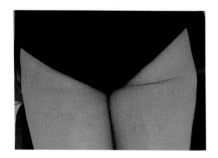
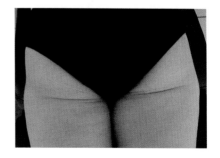

Po-Falten vor *und nach der Therapie*

Absolute Ausnahmen bestätigen die Regel. Innerhalb der vergangenen 15 Jahre mit weit über 10.000 Behandlungen habe ich nur wenige Fälle erlebt und zwar nach Trümmerbrüchen oder nach Kinderlähmung. Alles andere sind Beckenfehlstellungen!

Fehlstellungen des Beckens entstehen meistens durch Unfälle. Wer ist noch nie gefallen? Und Kinder raufen beim Sport. Ich rede hier nicht von Fahrrad- und Treppenstürzen oder stürzen beim Reiten. Auch viele Frauen erleiden eine Beckenverschiebung bei der Geburt ihrer Kinder. Durch die Peridural-Anästhesie können sie ihre Kraft nicht mehr dosieren. Aber auch das Kind kann bei der Geburt leiden. Ich habe mich immer gefragt, warum so viele Menschen den siebten Halswirbel nach rechts fest verdreht haben. Es ist mir nichts anderes eingefallen als die Drehung des Kopfes durch das Drehen des Kindes im Geburtskanal. Also bitte ganz vorsichtig. Die Geburt ist keine Akkordarbeit. Auch sollte die Nabelschnur erst dann getrennt werden, wenn kein Blut mehr durchfließt. In diese Zeit sollte das Kleine auf Mamas Bauch liegen, auch wenn es 20 Minuten dauert. Gewaschen wird später. Wir wollen dieses neue Leben doch nicht mit Stress anfangen lassen. Lasst bitte die Kinder in Ruhe... und die Mütter auch!

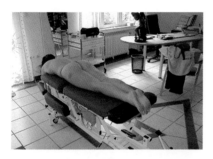

Bild links:
Typische Fehlstellung nach einem Sturz
(Gesamtbild)

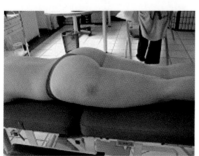

Blauer Fleck am Aufprallpunkt.

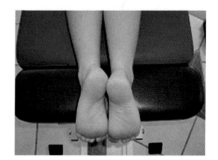

Folge: Linkes Bein „verkürzt" durch Drehung der linken Hüfte (Darmbein).

Eine solche Fehlstellung entwickelt sich leider nicht von allein zurück.
Auch fehlender Schmerz ist kein Zeichen dafür, dass alles wieder in Ordnung ist, denn das Gehirn schaltet einen ständigen Reiz oft aus, so dass drei Tage nach dem Sturz der Eindruck entsteht, es würde wieder „gehen".

Bedenken Sie: Mehr als ein Zentimeter Schiefstellung führt zu arthrotischen Folgeerkrankungen. Je nach Alter und Stoffwechsellage kann es zwar bis zu Jahrzehnte dauern, aber, seien Sie sicher: Es kommt!

Auch Kinder verspüren nach einem schweren Sturz meist nur kurz Schmerzen. Lassen Sie dann die Wirbelsäule von einem erfahrenen Orthopäden oder spezialisierten Heilpraktiker überprüfen. Die paar Minuten ersparen viel Leid.

Letzte Woche wurde mir ein junges Mädchen von 13 Jahren mit einer sehr starken Verdrehung der Wirbelsäule („Drehskoliose") vorgesellt. Nachdenken der Mutter führte zur Ursache, einem Sturz über den Fahrradlenker im Alter von vier Jahren. Neun lange Jahre wuchs also das Mädchen mit dieser Fehlstellung ohne Überprüfung heran. Die Rippen hatten keine andere Möglichkeit, als sich der Fehlstellung anzupassen. Das Ergebnis war, gelinde gesagt, wirklich nicht schön!
Mit einer kurzen Chiropraktik nach Dr. Ackermann setzen wir das Becken in die natürliche Position zurück. Damit verschwindet meistens auf der Stelle ein Großteil der Schmerzen.

An dieser Stelle muss jedem einleuchten, wie gedankenlos und sogar langfristig schädlich Einlagen unter dem „kurzen Bein" sind! Sie zementieren eine falsche Position mit falscher Belastung und sorgen für schnellere Abnutzung. Ich lasse diese Einlagen sofort bei der ersten Behandlung aus den Schuhen entfernen. Hunderte sind es gewesen. Bisher hat sich kein einziger Patient beklagt.

Die Behandlung wird in der Regel bis zu maximal dreimal in unserer Praxis (und bei vielen Kollegen) durchgeführt, damit ein stabiler Zustand erreicht wird. Dabei wird **bei jeder Behandlung natürlich die gesamte Wirbelsäule inklusiv Atlas (erster Wirbel unter dem Kopf) überprüft und reponiert**

(= sanft in Position gebracht). Das alles geschieht ohne Gewalt, Hauruck-Methoden oder Schleudergriffe. Alles wie der „alte Meister" aus Stockholm, Dr. Ackermann, es uns beigebracht hat.

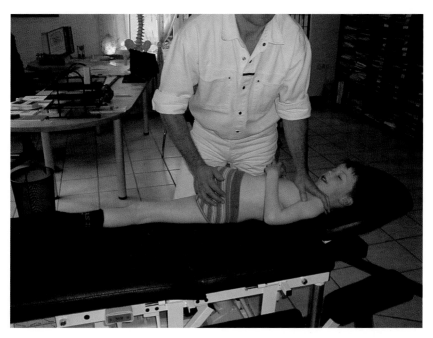

Chiropraktik bei einem Kind

Danach können Massage und Krankengymnastik die Stabilisierung der Muskulatur und des Bandapparates unterstützen. In etwa zehn Prozent der Fälle verbleibt nach Behandlung (auch wenn wir das Becken gerichtet haben) eine meist kurzfristige Nervenwurzelreizung. Die Nervenzelle hat sich diese Überbelastung gemerkt und kommt von dem „Panikzustand" nicht sofort alleine herunter. Hier hilft die Neuraltherapie nach Huneke zuverlässig. Wie diese Injektionen an der Nervenwurzel des Ischiasnervs durchgeführt werden, kann man im Buch „Lehrbuch der Neuraltherapie" von Dr. Dosch nachlesen. Diese Injektionen erfordern allerdings gute anatomische Kenntnisse und müssen unter Anleitung erlernt werden.

Als Präparat benutze ich bei dieser Injektion das pure Procain. Je nach Fall mische ich hierzu Neyarthos III (VitOrgan), Tendo/allium-Cepa (Wala), Arnica D4 (Staufen), Gingko D3 (Syxyl) und Vitamin B12 (Hevert). Bis auf die ersten Präparate können Sie auch Produkte von anderen Firmen benutzen. Jeder Kollege hat „seine Spezialmischung". Bei mir gibt es keine Geheimnisse. Alle dürfen es erfahren, und jeder Patient bekommt eine schriftliche Liste der Medikamente, die ihm verabreicht wurden.

Als Entwarnung am Ende dieses Kapitels möchte ich eine wichtige Information weitergeben: **Es gibt keine „verschnupfte Hüfte".**

Ich hatte diese Information für einen dummen Witz gehalten, aber leider ist sie wahr! Sie wurde von der Rheinischen Post in „Doktor's Kolumne" am 26.03.2004 veröffentlicht!

Demnach heißt es: „Drei Prozent aller Kinder bekommen zwischen 3 und 8 Jahren einen Hüftschnupfen. Vor allem Jungen neigen dazu. Die Schleimhaut im Hüftgelenk entzündet sich, die Kinder klagen über Schmerzen. Manche können nicht einmal mehr laufen, weil ihnen die Hüfte so weh tut." Und weiter: „Seine Mutter bekommt ein Rezept für ein Medikament, das die Entzündung abheilen lassen soll..."

Na Klasse! Wenn man (hier Frau) nicht weiß, was Sache ist, dann muss man (Frau) etwas erfinden. Auch ohne Antibiotika wird der Schmerz bei einem Kind nach einer Woche weg sein. Das sind die Kinder, die wir ein paar Jahre später mit einer dann kaum einstellbaren Drehskoliose zu Gesicht bekommen.

Bitte, wenn Ihr Kind über Hüftschmerzen klagt, so überprüfen Sie die Beinlänge. Sie wissen jetzt, wie das geht. Somit ersparen Sie ihrem Kind ein langes Leiden.

Folgen der Schiefstellung des Beckens

Die Verdrehung der Darmbeine lässt das Kreuzbein kippen. Schauen Sie sich das Bild des Beckens von vorne an. Die obere Fläche des Kreuzbeins (Pfeil) ist die Grundfläche des „Turms" der Wirbelsäule. Wird ein Haus gebaut, so gießt man zunächst eine Grundplatte. Sie soll absolut waagerecht sein. Wenn nicht, dann können Sie sicher sein, dass nach wenigen Jahren an der dritten Etage Risse in den Wänden entstehen werden. Die obere Wirbelsäule besteht hier aus 24 Etagen über dieser Fläche... und Sie sollen, wie im Schöpfungsplan vorgesehen, beschwerdefrei 120 Jahre alt werden!

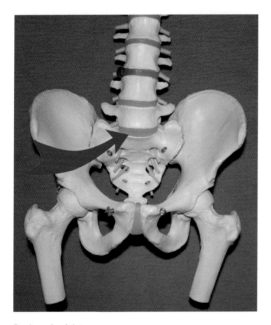
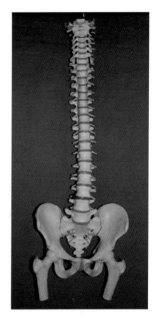

Becken-Ansicht   *Wirbelsäulen-Ansicht*

Die mechanische chiropraktische Behandlung hat weitreichende Folgen, deren Erklärung diesen Rahmen absolut sprengen würde. Es sei hier nur kurz gesagt, dass bei der Reponierung des Beckens automatisch auch eine Korrektur der Beinstellung (Innenrotation auf der Seite des „kurzen" Beines) erfolgt.

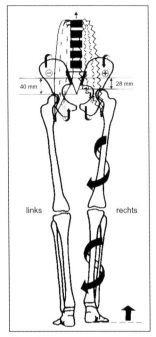
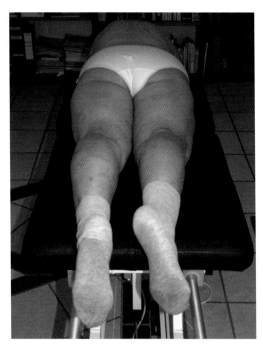

Theorie nach Dr. Ackermann:
Das kurze Bein wird nach außen verdreht; und rechts ein Bild aus der täglichen Praxis.

Das scheinbar kurze Bein erfährt auch eine Drehung nach außen. Bleibt diese Fehlposition unerkannt bzw. unbehandelt, so entsteht ein Druck im Kniegelenk mit erhöhtem Abrieb der Knorpelflächen als Folge. **Viele dieser Patienten werden irrtümlich am Knie operiert. Die Chiropraktik beseitigt die Ursache und verhindert daher die Folgen!**

Durch die Behandlung des Beckenschiefstandes verschwinden viele Knieschmerzen auf der Stelle, wenn die Fehlposition nicht zu lange bestanden hat.

Die Erklärung ist hier auch mechanisch einleuchtend: Die ungleichmäßige, meist fast punktförmige Fehlbelastung der Knorpelflächen im Knie verschwindet, und der Druck kann somit auf die gesamte dafür vorgesehene Fläche verteilt werden.

Mit dieser Behandlung bringt man also auch die Gelenkflächen in eine richtige Position und verhindert Spätschäden, die Operationen bzw. künstliche Gelenke nach sich ziehen (Hüfte, Knie).

Ackermann sagte, **70 % aller Wirbelsäulen-OP seien überflüssig.** Der Neurochirurg Don M. Long vom Johns Hopkins Hospital in Baltimore, der 1500 einschlägige Krankengeschichten auswertete, äußerte sich ähnlich: „Zwei von drei Bandscheiben-Operationen sind überflüssig" (Quelle: Spiegel 23/1991, Seite 227).

Ich bin der Meinung, die beiden Ärzte haben mächtig untertrieben. Ganz besonders die heute beliebten Knie- und Hüft-Operationen werden bei vorsorglichen chiropraktischen Behandlungen fast völlig überflüssig. Damit kann man natürlich nicht fünf Wochen vor dem geplanten OP-Termin anfangen. Eine Behandlung bzw. Überprüfung als Vorbeugung alle zwei Jahre reicht aus, einmal pro Jahr wäre Luxus. Weitere Behandlungen sind nur bei festgestellten Fehlstellungen oder im akuten Fall nötig, auch dann brauche ich so gut wie nie mehr als drei Termine (je einen Termin pro Woche).

Die Skoliose: Oft übersehen, so gut wie nie behandelt

Sie haben jetzt alle Grundlagenkenntnisse, um die berühmt-berüchtigte Skoliose zu verstehen. Wenn ein Mensch nach hinten auf einen Sitzhöcker fällt, so kippt, wie gerade erklärt, das Darmbein, die Hüfte dreht sich und nimmt leider das Kreuzbein in der Mitte mit. Somit kippt auch die Grundfläche, die Bodenplatte der Wirbelsäule.

Die Lendenwirbelsäule kann sich nicht mehr wie normalerweise senkrecht nach oben aufbauen, sondern muss sich mehr oder weniger zur Seite ausrichten, damit der Kopf, dessen Position wir mit den Gleichgewichtsorganen in den Ohren und dem Horizont über die Augen steuern, in seiner Position bleiben kann.

Die Wirbelsäule hat also keine Chance, einen anderen Verlauf als diese Schlangenlinie zu nehmen, die wir als Skoliose bezeichnen.

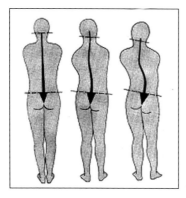

Links normale Haltung, Mitte und rechts Skoliose in 2 Ausprägungen

Frau Linda P. hatte eine Skoliose. Sie ist in ihrem Pass mit einer Körpergröße von 1,78 Meter amtlich registriert. Nach drei Behandlungen ist die Wirbelsäule gerade und der Pass stimmt nicht mehr, denn sie ist jetzt 1,795 Meter groß. Sie hat 1,5 Zentimeter Körpergröße durch die Begradigung ihrer Wirbelsäule gewonnen. Sie lacht auch etwas mehr als früher.

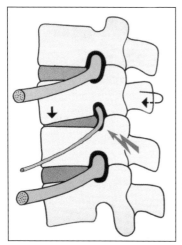
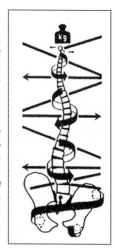

Linkes Bild:
Durch Wirbelfehlstellung abgedrückte Nervenwurzel mit dadurch verminderter Nervenfunktion (Quelle: Ackermann).

Rechtes Bild:
Durch die Verdrehung der Wirbelsäule bei der Skoliose werden viele Nervenwurzeln mehr oder weniger abgedrückt, so dass Organe und Muskulatur ihre Aufgaben nur noch mangelhaft bewerkstelligen können (Quelle: Ackermann).

Die Skoliose ist selten eine rein seitliche Angelegenheit. Sehr oft gibt es Wirbeldrehungen. Gerade diese sorgen für besonderen Druck auf die Nervenwurzeln. **Ich vergleiche einen Nerv gerne mit einem Gartenschlauch. Übt man auf den Schlauch einen Druck aus, zum Beispiel mit einem Stein, so kommt am Ende weniger Wasser an.** Nimmt man den Stein weg, so kommt das Wasser wieder, es sei denn, der Stein hat zu lange gelegen und der Schlauch hat sich deformiert.

Ein seit Jahren eingeklemmter Nerv muss sich nicht immer sofort nach Beseitigung der Fehlstellung regenerieren. – Es ist aber erstaunlich, wie oft es passiert.

Um beim Gartenschlauch-Bild zu bleiben: Wenn die Pflanzen, die am Ende bewässert werden sollen, über längere Zeit weniger Wasser bekommen, so ist es gar nicht gesagt, dass sie sich überhaupt regenerieren können, wenn das Wasser wieder voll fließt. So müssen sich entsprechend die Muskeln, die Gelenke und die Organe, die von dem eingeklemmten Nerv versorgt werden sollten, nicht immer sofort regenerieren. Aber auch hier ist Hoffnung angesagt.

Ich habe Herz-Rhythmus-Störungen verschwinden sehen nach einer einzigen Wirbelsäulenbehandlung mit eingeklemmtem zweitem Brustwirbel. Auch der vierte Brustwirbel verklemmt sich gerne und bringt Störungen bei der Gallenblase...

Auch die Muskulatur kann sich durch mangelnde Nervenversorgung zurückbilden.

Eine Liste der möglichen Erkrankungen aufgrund neuronaler Minderversorgung durch Wirbelschiefstellung finden Sie hier. Sie ist aus dem Fundus von Dr. Ackermann. Sie können daraus sehen, wie wichtig eine gerade Wirbelsäule für die Gesundheit ist.

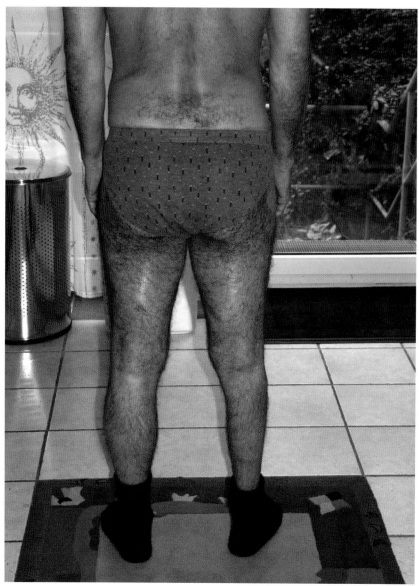

Durch die Verdrehung der Wirbelsäule bei der Skoliose werden viele Nervenwurzeln mehr oder weniger abgedrückt. Hier verkleinerte sich der Umfang der rechten Wade innerhalb von 18 Monaten durch Unterversorgung um 8 cm.

Folgen von Wirbelverschiebungen

Jede Zelle des Körpers wird von Nerven kontrolliert. Die normale Funktion dieser Nerven kann durch Verschiebungen in der Wirbelsäule gestört werden. Daraus ergeben sich dann die unten angeführten Krankheitsbilder:

WIRBELSÄULE	ORGANGEBIET	WIRBEL	FOLGEN
COLUMNA CERVICALIS (Halswirbelsäule)	Blutzufuhr zum Gehirn, inner- und Mittelohr, Hypophyse	1 zervikal	Kopfschmerzen, Schlaflosigkeit, psychische Beschwerden, höher Blutdruck, Müdigkeit, Schwindel
	Augen, Gehörnerven, Neben- höhlen, Zunge	2 zervikal	Sinusitis, Allergien, Augen- und Ohrenbeschwerden
	Aussenohr, Zähne, Trigeminusnerv	3 zervikal	Trigeminusneuralgie, Akne
	Nase, Lippen, Mund	4 zervikal	Schwerhörigkeit, Polypen
	Stimmbänder, Schlund	5 zervikal	Heiserkeit, Stimmbandentzündung
	Nacken, Schultern, Mandeln	6 zervikal	Schmerzen im Nacken und Oberarm Halsmandelentzündung
	Schilddrüse, Schulter- gelenke, Ellbogen	7 zervikal	Kropf, Tennisellbogen
C. THORACALIS (Brustwirbelsäule)	Unterarme, Hände, Finger, Speise- und Luftröhre	1 thorakal	Husten, Atembeschwerden, Schmerz in Unterarmen und Händen
	Herz, Herzklappen und Kranzgefässe	2 thorakal	Herzbeschwerden
	Lunge, Bronchien, Brustkorb	3 thorakal	Asthma, Bronchitis
	Gallenblase	4 thorakal	Gallbeschwerden, Gürtelrose
	Leber, Solar Plexus, Blut	5 thorakal	Leberbeschwerden, Kreislauf- störungen, Blutarmut, Arthritis
	Magen	6 thorakal	Magenbeschwerden, Sodbrennen
	Bauchspeicheldrüse, Zwölffingerdarm	7 thorakal	Diabetes, Magengeschwür
	Milz, Zwerchfell	8 thorakal	Immunschwäche
	Nebennieren	9 thorakal	Allergien, Ekzeme
	Nieren	10 thorakal	Nierenbeschwerden, Müdigkeit, Adernverkalkung
	Harnwege	11 thorakal	Ekzeme, Akne
	Dünndarm, Eileiter, Lymphsystem	12 thorakal	Rheumatismus, Blähungen, Sterilität
C. LUMBALIS (Lenden- wirbelsäule)	Dickdarm, Leisten	1 lumbal	Verstopfung, Colitis
	Blinddarm, Leib, Oberschenkel	2 lumbal	Blinddarmentzündung, Krampfadern
	Eierstöcke, Hoden, Gebär- mutter, Blase, Knie	3 lumbal	Menstruationsbeschwerden, Impotenz
	Prostata, Ischiasnerv	4 lumbal	Ischias, Hexenschuss
	Unterschenkel, Knöchel, Füsse, Zehen	5 lumbal	Schlechte Durchblutung der Beine, Wadenkrämpfe
SACRUM (Kreuzbein)	Hüftgelenke, Gesäss	Sacrum	Beschwerden im Kreuzbein- und Beckengebiet
COCCYX (Steissbein)	Mastdarm, After	Coccyx	Hämorrhoiden, Steissbeinschmerzen

ACKERMANN COLLEGE OF CHIROPRACTIC

Spezielle Problematiken einzelner Gelenke

Becken und Hüftgelenke

Betrachten Sie mit Ihrem jetzigen Wissen die Verbindung von Oberschenkelknochen (Femur) und Beckenschaufel (Darmbein) auf den folgenden Bildern.

Sie sehen diese dicke Kugel am oberen Ende des Oberschenkelknochens, die in der Pfanne der Beckenschaufel liegt.

Nehmen Sie sich dafür Zeit, es lohnt sich. Wenn Sie das verstanden haben, so besitzen Sie ein sehr seltenes Wissen!

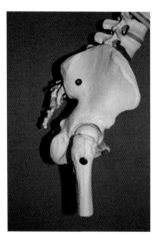

Diese Stelle ist beim Menschen im Alter sehr gefährdet, besonders, wenn im Laufe des Lebens viel tierisches Eiweiß gegessen wurde. Sie sollen jetzt verstehen lernen, warum.

Wenn wir diesen Oberschenkelknochen und die Pfanne in aufrechter Position auseinander ziehen, so liegt ein Teil der Kugel außerhalb der Pfanne, und man kann die Reibungsfläche zwischen Kugel und Pfanne ausmessen. Das ist die Fläche, auf der das gesamte Gewicht des Oberkörpers und des Beckens (inklusiv dickem Bauch) ruht.

Ich habe, als Beispiel, bei meinem eigenen Körper folgende Werte ermittelt:
Größe 178cm
Gewicht 70 kg
jedes Bein wiegt ca. 12 kg

Das bedeutet, dass auf der Gesamtfläche meiner zwei Oberschenkelgelenke ein Gewicht von 70 kg abzüglich zweimal 12 kg, also 46 kg, lastet.

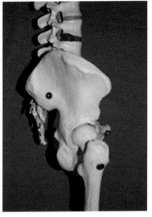

Das nebenstehende Bild zeigt das Becken in der natürlichen Position früherer Zeiten. In dieser Lage und bei gleichzeitiger Abstützung auf den Vorderläufen liegt die Kugel wesentlich besser in der Pfanne, dadurch ist die Auflage- und Tragefläche um etwa 2,5 cm² größer.

Wenn wir in dieser Position die Gewichtsverteilung betrachten, so trägt die Fläche nur noch das Gewicht des Beckens.

Das Gewicht des Brustkorbs wird von den Vorderläufen – heute unseren Armen – getragen, und die tragen sich selbst.

In meinem Fall würde eine Last von 24 Kilogramm von den „Vorderläufen" getragen.

Wenn Sie richtig gerechnet haben, so bleibt in dieser Stellung für das Hüftgelenk eine Gewichtsbelastung von 22 statt 46 Kilogramm, das sich auf eine Fläche verteilt, die etwa 2,5 cm² und damit mehr als 20 % größer ist als in der aufrechten Haltung!

Genauere Zahlen müssten „wissenschaftlich" ermittelt werden. Es geht mir um das Verständnis und um eine grobe Schätzung.

Das bedeutet, vereinfacht, dass der aufrechte Gang unseren Hüftgelenken ca. den 2,3-fachen Druck beschert. Es ist daher nicht erstaunlich, dass dieses Gelenk eher gefährdet ist und sich degenerativ verändert, wenn wir es nicht besonders pflegen!

Solche Berechnungen können noch, bei anderen Personen, natürlich ganz andere Zahlen hervorbringen:

Bei meinem Vater z.B. liegt die Gewichtsverteilung „etwas" anders. Er wiegt 109 kg bei einer Körpergröße von 168 cm. Seine Beine sind nicht mehr so muskulös und wiegen sicherlich weniger als meine. Ich überlasse es dem Leser, den Druck pro Quadratzentimeter in seinen Oberschenkelgelenken auszurechnen, der um ein Vielfaches höher als bei mir ist.

... Und stellen Sie sich mal vor, „man" hat bei ihm Hüftarthrose und Demineralisation der Knochen (auf gut Deutsch: Osteoporose) diagnostiziert. So was, da staunt man! Und da er auf seinen Sohn nicht hören will, weil er seine Ernährung grundlegend ändern müsste, so bekommt er als Medikament mineralisches Calcium plus Vitamin D. Na prima, der nächste Knochenbruch ist wohl bald da!

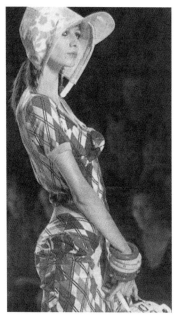

An dieser Stelle sei erwähnt, dass Schuhe mit hohen Absätzen meiner Meinung nach auf das Hüftgelenk nicht unbedingt negative Wirkung haben müssen. Fast alle Tiere laufen mitnichten auf den flachen Füßen, sondern auf den Fußzehen, und unsere Sportler tun es auch. „Plattfüsse" sind für die Vorwärtsbewegung fast das Schlimmste, was man sich vorstellen kann. Darüber hinaus bringt diese Fußstellung mit erhöhter Ferse das Becken in die natürliche, mit dem Oberkörper nach vorne gebeugten Position. Also, lassen Sie sich Ihre Freude nicht verderben – besonders, wo „Spaß und Freude" ein wesentlicher Faktor des gesunden Lebens sind!

Hohe Schuhe lassen das Becken in eine natürlichere Position nach vorne kippen.

Zur Pflege der Hüftgelenke zählen, außer der Bewahrung der richtigen Position, eine vernünftige basische Ernährung und Bewegung ohne große Belastung. Medizin ist doch einfach!

Kniegelenke

Führen wir diese Gedanken weiter, so stellen wir fest, dass unsere Kniegelenke im aufrechten Gang quasi das gesamte Körpergewicht (bis auf Unterschenkel und Füße) tragen müssen. Die Evolution hatte aber eine Verteilung auf vier Arme/Beine vorgesehen. Bei kaum veränderter Position des Kniegelenkes müssen unsere Knie bei aufrechtem Gang nun etwa den doppelten Druck ertragen.

Noch ein Gedanke: Ein dickes unbewegliches Tier hat in der Natur keinerlei Überlebenschancen, nur schlanke, flinke können flüchten und sich schützen. Das Knieproblem erübrigt sich für die Dicken, denn sie sind zu langsam und werden gefressen. Nun, wir haben alle unsere natürlichen Feinde ausgerottet und können uns also in Ruhe überfressen. Auch das hatte die Natur nicht vorgesehen, und somit sind unsere Knie nun restlos überfordert.

Fragen Sie sich, warum so viele Sportler „kaputte" Knie haben?
Knie waren ursprünglich Scharniergelenke und zum Laufen, d.h. für eine Bewegung in nur einer einzigen Ebene – ohne Drehungen – vorgesehen. Der liebe Gott bzw. die Natur hatte Tennis, Squash, Fußball und dergleichen nicht eingeplant. Die Menisken, die eine kleine Drehung irgendwann ermöglichen sollen, brauchen noch ein paar hunderttausend Jahre Evolution, um diese Funktion erfüllen zu können...

Radfahrer, die Sportler, die – mit Wahnsinnsleistungen von über 250 Kilometer täglich bei einem Durchschnittstempo von quasi 50 Kilometer pro Stunde – die größten Kniebelastungen überhaupt haben, bekommen so gut wie niemals Knieprobleme.
Ganz einfach, **auf dem Fahrrad kann es keine Drehung im Knie geben.** Das Knie wird – zwar auf einer Maschine – aber auf natürliche Weise beansprucht, denn es muss sich nur in einer einzigen Ebene und ohne Drehung bewegen.

Fahrradfahren ist für die Rekonvaleszenz der Knie zusammen mit Schwimmen und Wassertreten sicherlich die beste Bewegungsmöglichkeit.

Die Ursache der meisten Knieprobleme ist heute allerdings die Fehlstellung der Hüfte. (Siehe Kapitel „Folgen der Schiefstellung des Beckens".)

Schultergelenke

Die Arme sind von der Natur ursprünglich als Vorderläufe gebildet worden und dienen also dem Abstützen. Die Kraftrichtung geht dabei von der Hand zur Schulter bzw. zum Rumpf. Der Oberarm wird beim Abstützen in die Schulter gepresst. Seit wir aufrecht gehen, werden die Arme benutzt, um zu tragen. Die Kraft geht dabei in die völlig entgegengesetzte Richtung, nämlich von der Schulter in Richtung Hand. Die Schulter steht also nicht mehr unter Druck, sondern umgekehrt, unter Zug. Diese Belastung war nicht so stark, so lange wir nur die Beeren getragen haben, die wir gerade gepflückt hatten, aber in unserer modernen Gesellschaft werden die Lasten immer größer.

Schon die Schulranzen sind mit den vielen Büchern zu schwer für unsere Kinder, und auch das weitere Leben bringt manche Überanstrengung mit sich, für die der Körper gar nicht konzipiert wurde, von den Blumenkübeln über die Einkaufstaschen bis zu den Umzugskartons. Durch solche Lasten wird der Arm regelrecht ausgekugelt. Nicht alle Belastungen sind vermeidbar, es ist aber wichtig, den eigenen Körper zu kennen und zu verstehen, möglichst sogar, bevor unsere Zellen rebellieren und sich Schmerz einstellt. Schultern sind – meiner Erfahrung nach – schwieriger zu behandeln, als zum Beispiel Knie. Zuerst muss festgestellt werden, ob die Statik der Wirbelsäule stimmt. Ein schiefes Becken führt zwangsläufig zu einer Kurve an der Halsbasis.

Die vier Nerven, die jeweils über und unter dem siebten Halswirbel aus der Wirbelsäule austreten, sind diejenigen, die die Arme bis in die Fingerspitzen versorgen. Sie erinnern sich an die Geschichte mit dem Gartenschlauch? Wenn der zu lange gedrückt wird, verkümmern die Pflanzen auf dem Versorgungsweg. Im Fall dieser Nerven verläuft der Versorgungsweg über die Schultern, die Ellenbogen, die Handgelenke und die Hände bis zu den Fingern.

Wenn die Versorgungseinschränkung noch nicht so lang angedauert hat und nicht zu massiv war, reicht es meist aus, die Wirbelsäule zu begradigen. Ich habe unzählige Schulterschmerzen nach einer einzigen chiropraktischen Behandlung verschwinden sehen.

Wenn das nicht ausreicht, benutze ich die Neuraltherapie nach Dr. Huneke wie im weiteren Text beschrieben. Eine neuronale Minderversorgung führt zu einer lokalen Übersäuerung, und damit ist der Weg frei für die Gelenkverkalkung.

> **Kalk wird im Gelenk nur dann abgelagert,**
> **wenn zu viel Säure vorhanden ist.**

Dabei ist der kleine Pilz Aspergillus Niger beteiligt, der sich in jeder menschlichen Zelle befindet. Dieser „Mitbewohner" „spielt", beim Vorhandensein von Säure gerne mit Kalk – er ist z.B. auch in der Lage, die Kalkabschirmung bei der Lungentuberkulose zu bauen.

Diese Zusammenhänge hat der geniale Professor Enderlein nachgewiesen und die entsprechenden Medikamente entwickelt. Jeder Arzt oder Heilpraktiker kann das in seiner Praxis nachprüfen: Nigersan und Citrokehl in das verkalkte Gelenk spritzen – und dann die anderen Methoden einfach vergessen...

In diesem Zusammenhang möchte ich auch noch auf den Ansatz der Energiebahnen hinweisen, der uns z.B. beim Meridiansystem der chinesischen Medizin begegnet. Bei einem Schulter-Arm-Syndrom würde hier oft der Gallenblasen-Meridian behandelt. Das kann auch mit Bewegung wie Tai-Chi und Chi-Gong oder in Kombination mit Homöopathie geschehen. Die Firma Meripharm bietet für alle Meridiane ein wirksames homöopathisches Komplexmittel an. Für den Gallenblasen-Meridian ist es der Meridian-Komplex Nr. 8, frei in der Apotheke beziehbar, solange die Arzneimittelkommission nicht alles verbietet... Leichte Bewegung dankt Ihnen Ihr Körper übrigens immer, egal nach welchem System, das bringt Fleißkärtchen...

Das Schöne an der Naturheilkunde: Sie brauchen keine Angst zu haben, eine falsche Therapie anzuwenden. Naturheilkunde hat bei angemessener Vorgehensweise keinerlei Nebenwirkungen. Das Schlimmste, was passieren kann, ist, dass gar nichts passiert. Wäre schade, ist aber selten.

Ellenbogengelenke

Wie, meinen Sie, kommt es zu einem „Tennisarm"? Wir erinnern uns an die Geschichte mit dem Gartenschlauch bzw. dem nicht voll funktionierenden Nerv!
Wenn Sie Ihrem Arm, trotz eines zum Teil eingeklemmten Nervs, Höchstleistungen wie zum Beispiel Tennistraining oder ungewohnte Heimwerkerarbeit abverlangen, so entsteht eine Überanstrengung der Sehnen und eine Sehnenscheidenentzündung.

Es ist nicht immer einfach, so einen „Tennisarm" zu behandeln, weil das Ellenbogengelenk komplizierter ist, als es auf den ersten Blick aussieht und noch dazu ständig bewegt wird. Die Therapie ist grundsätzlich die gleiche, die ich schon beschrieben habe: Zuerst die Wirbelsäule überprüfen und ggf. korrigieren und anschließend lokale Injektion mit Naturheilmitteln. Das dauert manchmal ein wenig, hat aber oft Erfolg.
Auch über die Ellenbogen verlaufen Energiebahnen, und eine Energieblockade kann am Ellenbogen einen Schmerz und eine lokale Entzündung verursachen.
Die Diagnose und Behandlung kann mit verschiedenen Methoden, u.a. der Akupunktur, erfolgen.

Übrigens: Ich übe keine Akupunktur aus, weil ich die Akupunktur liebe. Wenn ein Therapeut Akupunktur betreibt, so soll er sie als einzige oder als Haupttherapie einsetzen. Diese Methode erfordert die ganze Aufmerksamkeit und die ganze Lernfähigkeit eines menschlichen Lebens. Akupunktur „nebenbei" kann nur mangelhaft sein. Es handelt sich dann meistens um „symptomatische Akupunktur". Das ist sehr einfach, denn wenn die schulmedizinische Diagnose vorliegt, brauchen Sie nur das Buch auf der richtigen Seite aufzuschlagen und in die aufgezeichneten Punkte zu stechen. Das hat so viel mit Akupunktur zu tun wie militärische Blasmusik mit Harmonie.
Gehen Sie zu einem Akupunkteur, wenn Sie Akupunktur wünschen und zu einem Schulmediziner, wenn Sie ihn brauchen. Diese zwei Welten vertragen sich in einem Kopf nur selten gut. Ausnahmen gibt es allerdings immer, wie z.B. in meiner Umgebung bei Frau Dr. Vera Breuer.

Hand- und Fingergelenke

Auch im Bereich der Arme gibt es Probleme:
Zuerst zum sogenannten Karpaltunnelsyndrom. Es handelt sich beim Karpaltunnel um eine kleine Engstelle an der Handwurzel, durch welche die Nerven verlaufen.

Bis ca. 1995 hatte man nichts von diesem Syndrom gehört, heute operiert man gerne am Karpaltunnel mit der Begründung, es sei eine von der Natur zu eng angelegte Stelle, die verbreitert werden müsse. Die Operation ist einfach und übersichtlich und daher ein gefundenes Fressen. Am Fuß hat man übrigens ähnliches entdeckt, das Tarsal-Tunnel-Syndrom. Es wurde vom „Verbraucher"-Patienten bisher nicht so angenommen. Vielleicht müsste man noch ein wenig Marketingarbeit reinstecken und verbreiten, dass es ganz gefährlich sei, mit einem natürlichen Tarsal-Tunnel zu gehen...

In der Medizin ist es wie bei der Kleidung, vieles unterliegt der Mode. Eine Zeit lang wurden ja auch bei allen Kindern die Rachenmandeln – manchmal sogar vorsorglich – entfernt.
Jedenfalls ist diese Karpaltunnel-Operation, bei der die Handwurzel aufgeschnitten wird, nicht immer so erfolgreich, wie sie sein sollte. Herr S. aus Köln konnte z.B. keinen Schraubendreher mehr mit der operierten rechten Hand bedienen. Für einen Sanitärinstallateur wahrlich ein Problem.
Auch wer die Bedeutung der Handlinien kennt, wird hinsichtlich eines Schnittes an der Handwurzel zurückhaltend sein.

Die sinnvolle Therapie ist, wie immer in der Naturheilkunde, die Behebung der Ursachen.
In diesen Fällen spielt die Übersäuerung, die behandelt werden muss, die Hauptrolle. Dazu sollen die Nervenwurzeln an der Halsbasis (oder beim Tarsal-Tunnel im Lendenbereich) durch Chiropraktik und anschließende Schröpfmassage (Pneumatron-Gerät) befreit und der lokale Stoffwechsel wieder in Gang gesetzt werden. Auch hat sich die Neural-Therapie hier sehr bewährt. Ich spritze sowohl die Nervenwurzeln um den siebten Halswirbel als auch den Karpal-Tunnel direkt an.

Ein Freund und Patient, Besitzer einer Pizzeria in unserer Umgebung, hatte die Kraft in den Fingern verloren. Die beschriebene Behandlung hat ihm die Lebensfreude wieder gegeben – er kann wieder singend mit vier vollen Tellern in jeder Hand durch sein Lokal tanzen.

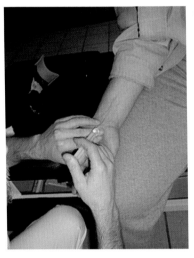

Injektion an den Karpal-Tunnel

Die Mischung stelle ich für Kollegen gerne zur Verfügung:
2 ml Procain 1 %
1 ml Nigersan Sanum
1 ml Arnica D4 Staufen
2 ml Periost Nr. 9 VitOrgan Stärke III
2 ml Gingko D3 Syxyl

Wenn wir den Arm noch weiter hinuntergehen, so kommen wir zur Hand. Hier kommt es – besonders bei Männern und besonders am Ringfinger – zu einer Verhärtung und Verkürzung der Sehne, so dass der Finger nicht mehr ausgestreckt werden kann. Das nennt man, nach dem Arzt, der es als erster beschrieben hat, die Dupuytrensche Kontraktur. Meiner Kenntnis nach leiden nur übersäuerte Männer unter dieser Problematik, Veganer bekommen es interessanterweise nicht.
Wie Sie diese Problematik vermeiden können, ist ganz einfach:
Lesen Sie das kleine blaue Buch „Der Schlüssel zur ewigen Gesundheit – Darmpflege" und leben Sie danach! Wenn die Sehne sehr verkürzt und verkrampft ist, so wird wahrscheinlich eine Operation unvermeidbar sein, im Anfangsstadium hat Mucokehl als Salbe und als Kapsel gute Dienste erwiesen.

Nach dem „Tennisarm" kommt jetzt der **„Mausfinger"** in Mode.
Das ist leider kein Witz, diese Erscheinung etabliert sich langsam aber si-

Es geht um Ihre Knochen

cher als fester Krankheitsbegriff. Trotzdem muss ich immer noch lächeln, wenn mir diese Problematik vorgestellt wird. Ich muss dabei sofort an meinen Großvater denken, der von Sonnenaufgang bis Sonnenuntergang 50 Kilo schwere Heuballen auf die Forke gespießt und mit einem Ruck auf einen hohen Wagen befördert hat. Ich würde ihm gerne vom Mausfinger erzählen, wenn er noch leben würde. Wahrscheinlich würde er mich nicht verstehen. Wir sind so degeneriert!

Ich garantiere Ihnen nur eins: Ich kriege es nicht! Gute Ernährung, tägliche Körperertüchtigung und Freude am Leben lassen solche Lappalien gar nicht erst aufkommen!

Weitere Fingergelenkprobleme sind stoffwechselbedingt und werden im Kapitel „Gicht" erläutert.

Fersen- und Fußgelenke

Man kann mit dem Fuß auf unebenen Boden treten, einknicken und sich eine Bänderdehnung und sogar einen Bänderriss zuziehen. Das ist einfache Mechanik, über welche ich hier nicht berichten möchte. Ich will Sie zu ganz anderen Gedankengängen anregen.

Wir kennen überall am Körper Reflexzonen, d.h. Gebiete, die mit anderen Körperregionen oder inneren Organen und Organsystemen korrespondieren. Sogar die Schulmedizin hat einige anerkannt, so haben zum Beispiel die Ärzte McKenzie und Head die Reflexzonen am Rücken beschrieben, die im medizinischen Wörterbuch „Pschyrembel" kurz erwähnt werden.

Die Reflexzonen in der Iris sind die Grundlage der Augendiagnose, die Reflexzonen der Ohren sind durch Dr. Nogier zur Grundlage der Ohr-Akupunktur geworden.

Die Füße sind Reflexzonen „par excellence".

Dr. Fitzgerald bezog sein Grundwissen über die (Fuß-)Zonen von den amerikanischen Indianern. Den Indianern waren die Reflexzonen der Füße und insbesondere der Fußsohlen ebenso bekannt wie anderen Naturvölkern und auch
hoch entwickelten Kulturen in China/Asien. Nur „bei uns" gibt es dieses
Wissen nicht – oder es ist im Mittelalter mit der Inquisition untergegangen.

Frau Marquardt, eine exzellente Masseurin, verfeinerte das überlieferte
Wissen und schuf die moderne Form der Fuß-Reflex-Massage.
Sehr oft haben wir es bei Schmerzen in den Füßen gar nicht mit lokalen Ursachen zu tun, vielmehr liegen die Probleme in entfernten Reflexbereichen.
Es ist natürlich peinlich, wenn in Ermangelung dieser Kenntnisse Orthopäden Schleimbeutel-Entzündungen, Fersensporn oder Arthrose als „Aus-
schlussdiagnose" (das heißt, sie haben **sonst** nichts gefunden, dann muss es
DAS sein!) feststellen und zur Operation raten. Ein paar Beispiele zur Ver-
deutlichung:

Frau Z. war Anfang 2004 beim Orthopäden, weil sie an der Ferse einen sehr
unangenehmen Schmerzpunkt spürte. Der Mediziner diagnostizierte eine
Schleimbeutelentzündung. Allerdings war die Stelle leider weder rot noch
dick noch warm und besaß auch sonst kein Symptom irgendeiner entzündlichen Lage.

Nach einer kurzen Erklärung der Reflexzonen der Ferse wurde das Kreuzbein
chiropraktisch in seine natürliche Position zurückgebracht. Die Patientin
konnte augenblicklich schmerzfrei aufstehen und gehen.
Die Fersen stellen den Reflexbereich des Beckens dar. Schmerzen können also ein Ausdruck von Störungen im Genitalbereich, Enddarmbereich, Harn-
trakt oder im Knochengerüst des Beckens, den Hüft- oder Kreuzbeingelen-
ken, sein.

Frau K. zog in meiner Praxis ihre rechte Socke aus und zeigte mir eine rot
entzündete Stelle an der Basis des dritten Zehs. Die Mechanik des Zehs war
allerdings intakt. Bewegungen verursachten keinerlei Schmerzen. Als ich ihr
eröffnete, das Problem könnte von einem entzündeten Zahn und zwar in ihrem Fall durch den vierten Zahn am Unterkiefer rechts verursacht sein,

schaute sie mich mit ganz großen Augen an. Sie sagte: „Ich habe heute Nachmittag beim Zahnarzt einen Termin, gerade für diesen Zahn..."

Und so weiter und so weiter...

Unterkiefer

Ich bin, entgegen der allgemeinen Meinung, der festen Überzeugung, dass eine Fehlstellung des Unterkiefers auf den Rest des Kopfes, die Halswirbelsäule und die Wirbelsäule allgemein keinen direkten Einfluss ausübt. Auch umgekehrt hat eine Verdrehung der Wirbelsäule keinen Einfluss auf den Kiefer und die Kauflächen.

Als ich Mechanik studierte, musste ich einmal eine schwierige Klausur schreiben. Die Aufgabe war, das mathematische Modell für die Federung eines Autos mit Einzelaufhängung aller vier Räder zu berechnen. Dieses Auto sollte mit den beiden rechten Rädern über eine Holzplanke von 2 cm Höhe fahren und dabei nicht mehr als zweimal wippen. Das war eine echte Herausforderung.

Im Falle unseres Unterkiefers hat die Natur in einfacher Genialität die Probleme getrennt. Sie können das Kreuzbein fast so schief haben, wie es nur irgend geht, der Kopf bleibt so gut wie gerade. Diese Position wird über die Gleichgewichtsorgane in den Ohren und die Wahrnehmung des Horizontes durch die Augen gesteuert. Die Wirbelsäule passt sich durch Krümmung an, um eine „gerade" Haltung zu ermöglichen, das ist das Bild der Skoliose. Und auch wenn der Kopf nicht ganz gerade ist, so ist er dennoch eine absolut **eigenständige Einheit.**

Die Cranio-Sakrale Therapie und die Arbeiten von Sutherland haben zwar gezeigt, dass die einzelnen Kopfknochen sich tatsächlich zueinander bewegen, diese Bewegungen machen allerdings nur den Bruchteil von Millimetern aus.

Auf mechanischer Ebene ist und bleibt für mich die Anbindung des Unterkiefers eine reine Problematik des Kopfes, bei der die Stellung der Wirbelsäule keine Rolle spielt.

Auf der energetischen Ebene allerdings besteht durchaus eine enge Verbindung zwischen Zahnbereich und dem Rest des Körpers. Daher sehe ich mit
Besorgnis die wüste und kurzsichtige Korrektur des Kiefers bei Kindern. In
Deutschland gibt es kaum ein Kind, das keine Metallspange trägt. Die Doktrin heißt: „jeder Zahn kann in jede Position gebracht werden", als ob sich
unsere Natur nicht die besten Gedanken gemacht hätten, wie unser Gebiss
auszusehen hat. Dazu werden auch ein paar Zähne gezogen, „damit die restlichen Platz haben"...Das sind barbarische, die Natur verachtende Methoden.
Ich will hier das Thema Metall im Mund nicht ausbreiten. Eine Patientin von
mir hat durch eine solche Klammer Zungenkrebs bekommen. Jeder Zahnarzt
sollte die Zusammenhänge zwischen Zähnen und Organen bzw. Erkrankungen kennen. Tabellen hierzu können beim Sommer-Verlag in 79331
Tenningen bezogen werden.
Unsere Gesellschaft ist so grotesk... alle Menschen haben, wenn sie 20 Jahre alt sind, deswegen das gleiche Standardlachen, weil sie die Standardspan-
ge getragen haben, und auch wieder mit 70 Jahren, weil sie das Standard-
gebiss tragen. Ich freue mich über meine eigenen ungleichen Zähne... und
derjenige, der das verändern darf, ist noch nicht geboren!

Der Bandscheibenvorfall

Der echte Bandscheibenvorfall (medizinisch: Prolaps) ist eine sehr seltene
Erscheinung.

Zitat aus der Zeitung „Rheinische Post", 15.03.2003:
„Viele gequält von Rückenschmerzen – Immer mehr Menschen leiden in
Deutschland an chronischen Rückenschmerzen, doch trotz der Vielzahl der
Fälle ist die Diagnostik häufig noch ungenau, wie der Präsident des schmerz-

therapeutischen Kolloquiums, Gerhard Müller-Schwefe, erklärte. Schon bei der Diagnostik läuft vieles schief, betont der Schmerztherapeut. So würden viele Patienten zunächst geröntgt, obwohl die knöchernen Strukturen der Wirbelsäule als Ursache eher selten in Frage kommen. **Auch auf die Schädigung der Bandscheibe seien nur zwei Prozent aller Fälle zurückzuführen."**

Ja, da läuft anscheinend wirklich mächtig etwas schief. Unsere Experten sehen oft vor lauter Bäumen den Wald nicht mehr. Ich möchte diese Problematik für jedermann erklären, weil es **sehr** wichtig und einfach zu verstehen ist.

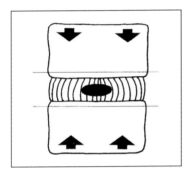

Eine Bandscheibe besteht, vereinfacht beschrieben, aus zwei Teilen. Im Kern gibt es eine elastische Kugel, die ich „Flummi" nenne und drum herum einen Faserring. Der „Flummi" ist da, um die Bewegungen der einzelnen Wirbel abzufedern, und der Faserring sorgt dafür, dass der „Flummi" nicht „wegflutscht". So einfach ist es.

Ein echter Prolaps wäre, wenn tatsächlich Material aus dem „Flummi" über den Faserring hinausgepresst werden würde. Das ist von der Natur so gut wie ausgeschlossen und passiert – wenn überhaupt – nur bei den letzten Lendenwirbeln, wenn Sie z.B. einen schweren Blumenkübel unglücklich stemmen. Der hierfür notwendige Druck beträgt mehrere hundert Kilogramm pro Quadratzentimeter. Dennoch wird die Diagnose „Bandscheibenvorfall" sehr gerne benutzt.

Auch werden seit kurzem am laufenden Band Bandscheibenvorfälle in der Halswirbelsäule diagnostiziert. Ich wusste nicht, dass die Köpfe in den letzten Jahren so schwer geworden sind.

Diese Diagnose führt, neben der Möglichkeit einer interessanten Abrechnung über die Krankenkasse, zu ängstlichen Patienten, die sich dann bereitwillig operieren lassen. Einige Autoren nennen es: das Geschäft mit der Angst.

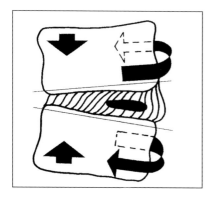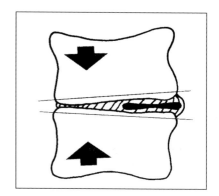

Eine andere Taktik ist, den Suchenden einen Hoffnungsschimmer anzubieten. Forscher aus Japan und den USA haben ein Gen „gefunden", das maßgeblich für Bandscheibenleiden verantwortlich ist (Quelle: Rheinische Post, 3.05.2005). Hiermit verlagert man die mechanische Problematik auf eine scheinbar genetische. Man will Ihnen damit einfach einreden: „Der Blumenkübel, den Sie gehoben haben, war nicht zu schwer, sondern Ihre genetische Ausstattung war falsch." Damit werden Sie zum Opfer und zum gefügigen Medizinkonsumenten gemacht.

Das, was als Bandscheibenvorfall bezeichnet wird, ist fast immer „nur" eine Vorwölbung, medizinisch eine „Protrusion". Durch den Druck verformt der „Flummi" den Faserring. Als erste Ursache liegt meistens eine Fehlposition der Wirbel vor, die zur Folge hat, dass die Wirbelflächen nicht mehr parallel zueinander stehen.

Die Zellen des „Flummi" sind prallvoll mit Wasser, und Wasser kann man bekanntlich nicht zusammenquetschen. So will es die Physik. Sie können einen Tropfen Wasser auf ein Bahngleis auflegen und die schwerste ICE-Lokomotive drüberfahren lassen – das Wasser wird zwischen Rad und Schiene ausweichen, aber das Volumen des Wassertropfens wird in keiner Sekunde kleiner werden. Theoretisch, wenn das Wasser auf der Schiene stehen bleiben könnte, so würde die Lok beim Überfahren angehoben werden.

Wenn Sie also jetzt den besagten Kübel heben, so ist der seitliche Druck enorm. Es kann sein, dass die Wirbelkörper von den seitlichen Bändern nicht mehr gehalten werden können und sich verschieben. So entsteht zunächst die Protrusion. Das ist aber auch selten. Wenn es allerdings geschieht, so kann dadurch eine Nervenwurzel mehr oder weniger unter Druck geraten und einen heftigen Schmerz bis hin zum Ausfall des Nervs hervorrufen. **Auch das ist meines Erachtens immer noch keinerlei Indikation für eine Operation.** Die natürliche Urposition muss lediglich wiederhergestellt werden.

Der echte Prolaps hingegen ist durch die Naturheilkunde, meiner Meinung nach, nicht erfolgreich zu behandeln. Ich sehe keinerlei Möglichkeit, das Material, das über den Ring gesprungen ist, zurückzuholen. In der Tat wäre hier eine Operation die einzige kurzfristige Erlösung. Eine Zeit lang wurde bei dieser OP die Bandscheibe entfernt, was sicherlich keine gute Idee war. Dadurch wird der Abstand zwischen den Wirbeln kleiner, und die damit verbundene Gefahr eines Drucks auf die Nervenwurzeln mit dem dadurch entstehenden höllischen Schmerz nimmt zu.
Ich habe gehört, dass man jetzt versucht, die Bandscheibe zu rekonstruieren. Das erscheint mir eine sehr gute Idee. Die Technik der kleinen Silikonballen wäre da viel besser angebracht als bei Brustimplantaten. Der in Göttingen 2005 entwickelte „elastische Metalldübel", um Bandscheiben „im Frühstadium zu unterstützen", erscheint mir hingegen recht gefährlich. Erstens ist Metall im Körper immer schlecht, und zweitens sind die sogenannten „Frühstadien" fast zu 100 % mit Chiropraktik zu beheben. Ich hege die fatale Vermutung, dass man aus harmlosen Fällen am laufenden Band schwere Schädigungen produziert...

Wir sprechen aber hier über insgesamt ca. 2 % der Fälle, wie Dr. med. Müller-Schwefe sagte.

Und jetzt kommt die gute Nachricht für die anderen 98 %:
Eine Vorwölbung des Faserrings kann mit einer chiropraktischen Therapie behoben werden!

Das will ich mit Hilfe des kleinen Bildes unten erläutern.
Bei Druck verkleinert sich die Bandscheibe quasi nicht, sie rutscht nur zur Seite. Die durch Druck entstehende Fehlstellung der Wirbelkörper hat der

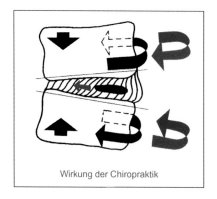

Wirkung der Chiropraktik

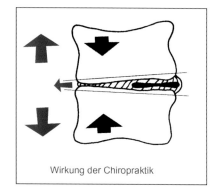

Wirkung der Chiropraktik

Bandscheibe einen einseitig kleineren Raum zur Verfügung gelassen. Wenn wir aber durch Manipulation („manus" heißt Hand, also heißt „Manipulation" räumliche Veränderung durch Handarbeit, sprich Chiropraktik) den fehlgestellten Wirbel wieder geradestellen, so entsteht jetzt ein Unterdruck und somit einen Sog auf der bisher gedrückten Seite. Nun hat die Bandscheibe die Möglichkeit, ihre ursprüngliche Form und ihren ursprünglichen Platz wieder einzunehmen. Es gibt keinen Druck mehr auf die Nervenwurzel, und der Schmerz verschwindet, weil die Ursache behoben ist.

Das ist Medizin pur!

Wie oft habe ich auf diese Weise Menschen mit einer einzigen Behandlung von ihren Rückenschmerzen befreit! Ich zähle nicht mehr. Das beste Dankeschön sind die völlig verwirrten Augen beim Aufstehen von der Liege. Die Menschen erwarten dabei den Schmerz, den sie seit Wochen und Monaten so gut kennen, ...aber... er ist weg! Eine Patientin sagte: „Es ist Magie." Und meine Antwort: „Nein, das ist ganz einfach das Verständnis von der Statik der Wirbelsäule". Beim Verlassen meiner Praxis drehte sie sich allerdings noch einmal um und meinte: „Und es ist doch Magie!" Ich konnte mich nur noch freuen, lachen und in meinem Herzen Dr. Ackermann in Stockholm für das danken, was er mir beigebracht hat.

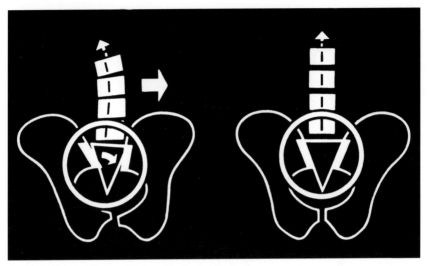

Ausgangspunkt vieler Krankheiten (Quelle: Ackermann)

Zweite Erklärung für das Entstehen der Arthrose: Der Stoffwechsel

Stoffwechsel/Ernährung

Auf das Thema Stoffwechsel und Ernährung will ich in diesem Buch nicht eingehen, das habe ich ausführlich im Buch „Darmpflege" getan.
Wichtig ist die lokale Säuremenge in den Gelenken, die leider nicht messbar ist. Diese lokale Säure ist aber die Ursache für Gelenkveränderungen aller Art, von der harmlosen akuten Wasseransammlung über die Verdickung und Verformung der Knorpel bis hin zu den Exostosen (Überbeine), und auch für quasi alle Formen von Rheumatismus. Vergessen Sie die Rheumafaktoren. Das ist überflüssige Diagnostik. Ernähren Sie sich eine Zeit lang vegan, das heißt ohne tierische Eiweiße, lassen Sie Ihren Darm reinigen und erleben Sie Ihren Körper neu. Diejenigen, die dagegen sprechen, haben es nie gemacht und verfügen nur über überholtes theoretisches Wissen.

Theorien interessieren nicht. Ergebnisse sind maßgebend!

Wassermangel

Dr. Batmanghelidj hat in seinem guten Buch „Wasser, die gesunde Lösung" beschrieben, wie dringend unsere Zellen Wasser benötigen. Sowohl die Bandscheiben als auch die Knorpelschichten bestehen aus Zellen, die funktionsbedingt sehr wasserhungrig sind, denn sie müssen an einer beweglichen Stelle das Gewicht des Körpers abfedern.
Ein funktionsfähiges Gelenk sorgt durch seine Benutzung selbständig für genügend Flüssigkeit. Durch die Bewegung der Knochen entsteht ein Vakuum,

durch das das Wasser regelrecht aus den Knochenenden gesaugt wird. Somit fungiert das Gelenk, um das nötige Wasser heranzuführen, wie eine kleine Pumpe. Dieses Wasser durchfließt und versorgt die Knorpelschicht und dient als Grundlage für die Bildung der Synovial-Gleit-Flüssigkeit. Der Effekt des Wassermangels (Dehydratation) ist einleuchtend.

Wenn wir zu wenig trinken, so wird die Knorpelschicht – und zwar überall im Körper – mehr oder weniger austrocknen, sich verhärten und zunächst schrumpfen. Auch die Menge an Gleitflüssigkeit wird vermindert sein. Die Funktion des Gelenks wird dadurch beeinträchtigt, und eine entzündliche Lage stellt sich ein.

Daher der Rat von Dr. Batmanghelidj: Mindestens 6-mal, besser 8-mal am Tag ein Glas Wasser trinken. Und bitte nur klares, stilles Wasser. Kohlensäure hat im Wasser nichts zu suchen. Unsere Lunge arbeitet den ganzen Tag, um Kohlensäure aus dem Körper zu verbannen. Es ist unsinnig, sie sich einzuverleiben. Die Erfahrung zeigt, dass Tees und Säfte nicht dieselbe Wirkung wie reines Wasser haben, weil sie schon mit anderen Informationen und Stoffen gesättigt sind. Also: Klares, stilles Wasser aus der Leitung, am besten mit Umkehrosmose filtriert und dann energetisiert (siehe Kapitel Wasser und Adressen im Anhang). Die ersten Besserungen kommen recht schnell, für tiefgreifende Veränderungen braucht unser Körper ca. drei bis sechs Monate.

So einfach kann Medizin sein!

Ältere Leute trinken meistens wenig, sie haben oft das Gefühl für Durst verloren. Im Laufe der Jahre verschlackt das Gewebe, d.h. die nach Dr. Pischinger benannte Transitstrecke der Zellversorgung, nämlich die zwischen Arterie und Zelle. Das Wasser erreicht durch das belastete Gewebe die zu versorgenden Zellen nur noch schleppend und sehr oft befinden sich zusätzlich zu viele Ablagerungen an den Arterienwänden.

Bei der Gewebsflüssigkeit, der sogenannten Lymphe, die für die Reinigung der Zellen zuständig ist, handelt es sich um nichts anderes als einen Presssaft des Blutes. Diese Flüssigkeit **muss sich ihren Weg durch die Wand der kleinen Arterien bahnen.** Bei belasteten Patienten, wie zum Beispiel bei Diabetikern des Typ II (Altersdiabetes), kann sich diese Filterzeit (Diffusionszeit) durch die Arterienwand verzehnfachen! Sie verstehen jetzt, wie schlecht die Zellversorgung bei Diabetikern ist.

In Amerika ist bereits jeder zwanzigste Diabetiker! Die Prognose für 2020 ist, dass jeder dritte erwachsene Amerikaner unter dieser Erkrankung leiden wird! Es lebe Fast-Food, Zucker und tierisches Eiweiß! Aber es hat auch einen Vorteil: Das Problem der weltweiten amerikanischen Machtansprüche wird sich von selbst lösen. Wir brauchen nur noch 20 Jahre zu warten.

Auch die Bewegung ist für den Erhalt der Funktionsfähigkeit der Gelenke eine Grundvoraussetzung. Frei nach dem Motto „Was nicht benutzt wird, verkümmert", verringert sich bei Mangel an Bewegung sowohl die Belastbarkeit als auch die Beweglichkeit der Gelenke. Die Erneuerung der Knorpelschicht wird durch lokale Hormone angeregt, die nur bei Bewegung und bei Druck, also durch Benutzung genau dieses Gelenkes, freigegeben werden. Keine Bewegung bedeutet keine oder wenig Lokalhormone und damit mangelhafte Knorpelregeneration. Der Knorpel wird mehr ab- als aufgebaut. Die Probleme sind dann vorgezeichnet.

Bewegen Sie sich ohne Belastung. Sie brauchen nicht zum Fitness-Studio. Sie brauchen auch keine Eisenstangen zu stemmen. Zehn Minuten Gymnastik morgens und das Gleiche abends reichen völlig für eine Erhaltung der Beweglichkeit und der Knochen- und Sehnenstruktur aus.

Ich bin mittlerweile ein Anhänger der asiatischen Bewegungskultur. Tai-Chi-Chuan oder Chi-Gong sind Bewegungslehren, die erstaunliche Veränderungen im menschlichen Körper hervorrufen können. Die alten Chinesen hatten die Wirkung der Energie im Körper erfahren, lange bevor Carlo Rubbia, Generaldirektor des CERN bei Genf und Träger des Nobelpreises für Physik 1984, den Satz prägte:

„Wir betrachten gewöhnlich nur die Materie, weil wir sie sehen und anfassen können. Viel wichtiger sind jedoch die Wechselwirkungsquanten, welche die Materie zusammenhalten und deren Struktur bestimmen."

In China hatte man bereits vor 5000 Jahren verstanden, dass die Einwirkung auf die Materie nicht effektiv ist, aber die Veränderung der Energie zur Lösung führt. Auch die alten Griechen („alles fließt" – „panta rhei"), waren uns weit voraus. Warum sind wir heute so dumm? Sind Geld und Macht **so wichtig?**

Also Fazit: Wasser **trinken** und sich regelmäßig **bewegen**... und einen kühlen Kopf bewahren, frei von Gier und Eifersucht, aber voller Freude!

Säure

Die Knorpelschicht der Gelenke beinhaltet sehr viele Basen. Deswegen fressen Raubtiere niemals zuerst das Filetstück oder die Keule. Nein, sie fressen erstmal den Magen- und Darminhalt und das Ende der Knochen ihrer Beute. Da finden Sie ihre Basen.

Wenn wir übersäuert sind – und das sind die meisten Menschen – so zwingen wir den Körper zum Basenentzug aus den Gelenken zur Neutralisation, um größere Schäden an anderen Stellen (Herzinfarkt, Schlaganfall...) zu verhindern. Die Gelenke werden dadurch insgesamt in eine biologische Notsituation gebracht.

> **„Die Azidität (Übersäuerung) ist die Ursache der Knorpelnekrose" – so Prof. Lothar Wendt.**

Denken Sie an **Gicht** und an die fürchterlichen **Gelenkdeformationen**, die dabei in Erscheinung treten! Und das alles nur aufgrund abgelagerter Säuren! Ist der Preis des hochdosierten tierischen Eiweißes bei der Ernährung, des vermeintlichen Genusses von Milch, Käse und Fleisch, nicht „etwas" zu hoch?

Wem es immer noch unwahrscheinlich erscheint, dass Säure so etwas Tiefgreifendes vermag, gebe ich ein Beispiel:

Meine Stiefmutter, eine Frau von damals 58 Jahren, konnte sich nicht mehr rühren. Jede Bewegung verursachte ihr höllische Schmerzen. Seit einiger Zeit verließ sie daher die Wohnung nicht mehr. Diese Frau ist noch dazu hochallergisch und überreagiert sogar auf homöopathische Mittel, daher war jegliche Behandlung quasi unmöglich. Ich gab ihr Basenpulver (unser Merlins Pulver, siehe Adresse im Anhang). Am ersten Tag bekam sie einen Fieberanfall. Sie fuhr aber mit der Medikation fort und konnte nach ein paar Wochen wieder zu Fuß ins Dorf (etwa ein Kilometer Entfernung) zum Einkaufen gehen! Heute kann sie sich ein Leben ohne tägliches Basenpulver nicht mehr vorstellen. Ihre Einschränkung durch Polyarthritis ist allerdings der Preis von fast 50 Jahren falscher Ernährung mit einem enormen Anteil an tierischen Eiweißen.

Bedenken Sie, dass auch **basische Bäder** sehr zu empfehlen sind, da sie dem Körper helfen, sich über das große Organ „Haut" zu entgiften und zu entsäuern. Die Firma Sirius in Langenfeld (Rheinland) stellt hervorragende Produkte wie Cremes und Basenbäder her, zur therapiebegleitenden Pflege bei extrem trockener und zu Irritationen und Neurodermitis neigender Haut (Adresse im Anhang).

Zusätzlich zu den hier erwähnten Möglichkeiten können Entzündungen generell mit Enzympräparaten sehr günstig beeinflusst werden. Es gibt hierfür auf dem Markt ein großes Angebot. Meistens benutze ich Regazym plus von der Firma Syxyl (Adresse im Anhang).

Gifte

Die Kapillaren dienen dem Stoffaustausch zwischen der Blutbahn (den Gefäßen) und dem Gewebe. Sie werden auch Haargefäße genannt, weil ihre Wände sehr dünn sind und ihr Durchmesser gerade ausreicht, um die roten Blutkörperchen (Erythrozyten) durchzulassen.

Prof. Wendt hat sehr schön erklärt, wie dünnwandig die Blutgefäße im Gelenk sind:

Die Wand der kleinsten und feinsten Arterien, der Kapillaren, besteht hier nur aus einer einzigen Zellschicht. Die Kapillare der Innenschicht der Gelenke (genau wie die Kapillarwand der Lebersinusoide) besitzen an dieser Stelle keine Basal-Membran! Nirgendwo im Körper sind sie dünner. So können Gifte und Säurekristalle quasi ungehindert vom Blut in den Gelenkspalt gelangen und die Knorpelschicht schädigen. Da die Gifte mit im Blutsystem herumkreisen, haben wir ein gleichverteiltes, systemisches Bild, bei dem quasi alle Gelenke betroffen sind.

Für die Diagnose dieses Problems müssen Therapeuten eine feine Spürnase haben und die Gifte (Toxine) ausleiten. Auch wenn wir nicht herausfinden, welche Gifte genau vorhanden sind, stehen uns so viele allgemeine Ausleitungsverfahren zur Verfügung, dass wir die Qual der Wahl haben. Die einzige Schwierigkeit ist die richtige Dosierung bei der Entgiftung.

Ich rate zum Beispiel zur Vorsicht bei Fastenkuren, die zum ersten Mal durchgeführt werden! Zu Beginn des Fastens kann durch die Loslösung von großen Mengen an Toxinen aus dem Gewebe eine starke Verschlechterung des Zustands entstehen, weil die Ausleitungskanäle überfordert sind. In der sogenannten „Fastenkrise" schaffen es Niere, Haut, Lunge, Darm und Galle nicht, den Giftandrang zu bewältigen. Ich habe Patienten erlebt, die regelrecht krank wurden, eine kurzfristige Blutsenkung von 50 bis 70 mm, Fieber von 39,5° Celsius und Schüttelfrost erlitten. Der Rat des eilig gerufenen Arztes zur Krankenhauseinweisung wurde glücklicherweise nicht befolgt. Nach zwei bis drei Tagen war alles wieder im „grünen Bereich". Diese Geduld und diesen Mut muss man allerdings aufbringen.

Unter den sanften Ausleitungen ist die klassische homöopathische Gewebsausleitung der Firma **Phönix** sicherlich ein guter Anfang. Die Einnahme von **Chlorella-Alge** ist eine gute Möglichkeit, u.a. den größten Teil der Schwermetalle aus dem Körper zu verbannen.

Für mich ist und bleibt die Colon-Hydro-Therapie, diese wunderbare sanfte Darmreinigung, mit einer gleichzeitigen Ernährungsumstellung auf vegane Kost die allerbeste Reinigung. Seit der Kenntnis der Arbeiten von

Dr. Max Gerson fügen wir dem letzten Wasser bei der Darmspülung eine Tasse Kaffee zu, um die Gallenflüssigkeit in Fluss zu bringen und so die Leber zu entgiften. Diese Kur sollte jährlich sechs bis acht Wochen lang durchgeführt werden.

Auch die Ausleitung von Giften über die Füße ist sehr gut, weil gleichzeitig sanft und wirkungsvoll. Die Fußsohle ist für einen regen Austausch mit der Erde konzipiert. Als der Schöpfer unsere Füßen entwarf, hatte er allerdings den Asphalt und die Schuhe nicht vorgesehen. Die Japaner tragen zuweilen kleine flache Kräuterkissen im Schuh, um sich zu entgiften. Es gibt heute Geräte zur Ausleitung dank Elektrolyse. Es handelt sich um kleine Ausleitungs-Fußbäder. Es ist immer wieder erstaunlich, wie viele Gifte dabei ausgeschieden werden. Das Wasser des Fußbades ist oft nach der Behandlung, so stark verschmutzt, dass die Füße nicht mehr sichtbar sind.

Bakterien/Viren

Die schon bei den Toxinen beschriebene anatomische Gegebenheit, nämlich die sehr dünnen Wände der Blutgefäße im Gelenk, machen es auch Mikroorganismen leicht, die dünne Schicht der Endarterien (Kapillaren) zu überwinden und sich im Gelenk einzunisten. Diese Erkrankungen sind Sonderfälle, die von erfahrenen Therapeuten behandelt werden müssen.

Als Musterbeispiel möchte ich hier den Fall der Borreliose mit ihren fürchterlichen allgemeinen Gelenkentzündungen nennen. Hier sollte man mittels Testverfahren wie EAV (Elektroakupunktur nach Voll) oder Kinesiologie prüfen, ob der Patient befallen ist. Ausleitungsnosoden für quasi alle „Mikrotierchen" finden wir bei der Firma Staufen-Pharma. Ausleitung allein reicht meistens allerdings nicht aus, wir müssen auch gleichzeitig die Immunabwehr stärken. Hier sind z.B. Allergostop I und Thymuspräparate wie Neythymun, Thymuvocal **(VitOrgan)**... hilfreich. Ich verordne gerne zusätzlich Utilin-Kapseln (Bacterium subtilis von Sanum).

Noch ein interessanter Fall:

Frau Ingrid K. hatte große Gelenkprobleme (diagnostiziert als „Rheuma-Schub") und noch dazu kolikartige Bauchschmerzen mit Erbrechen. Sie konsultierte ihren Hausarzt, der einen Befall mit den Mikro-Organismen Yersinien feststellte. Nun sind diese Tierchen sehr widerstandsfähig, und wenn sie sich irgendwo eingenistet haben, lassen sie sich so einfach nicht vertreiben.

Frau K. kam mit ihren Untersuchungsergebnissen in meine Praxis, weil der Arzt schwere chemischen Keulen verordnet hatte, die sie nicht einnehmen wollte. Sie bekam am 1.10.2002 zwei intramuskuläre Injektionen. Die eine diente der Immunabwehrsteigerung mit Thymuspräparat (Neythymun) und Echinacea, die andere beinhaltete ein Ausleitungspräparat (Derivatio) und eine Nosode der Yersinien.

Nach der dritten Behandlung ging sie wieder zu ihrem Arzt, der die Untersuchung erneut durchführte. Er war ganz verblüfft, dass diese Tierchen bereits am 15.10.2002 nicht mehr nachweisbar waren. Auch die Symptome waren verschwunden. Das alles war möglich ohne Chemie, ohne Unterdrückung, ohne Nebenwirkung... – wie immer bei der Naturheilkunde.

Und jetzt die schlechte Nachricht:

Diese Therapieform steht leider heute nicht mehr zur Verfügung! Sie ist durch die Arzneimittelkommission in Deutschland verboten worden.

Nosoden sind besondere homöopathische Zubereitungen von Erregern und wurden jahrzehntelang von Naturtherapeuten eingesetzt. Mit ihrer Hilfe war es möglich, eine gezielte spezifische Ausleitung durchzuführen.

Zum 1.01.2004 wurden diese Präparate in Deutschland verboten. Es ist so! Die Pharmaindustrie kann die Naturtherapeuten selbst nicht einfach abschaffen, also sorgt sie über die Zulassungsstelle für Medikamente dafür, dass ihnen ihre Werkzeuge genommen werden.

Auf dem gleichen Wege verschwanden 2003 und 2004 durch eine raffiniert erzwungene Nachzulassungspflicht aller naturheilkundlichen Präparate über 6000 (sechstausend!) meist seit langer Zeit bewährte Medikamente vom Markt!

Bedanken Sie sich bei Ihrer Krankenkasse und bei Ihren Politikern, die so etwas zugelassen haben.

Ich meine aber, dass Regeln da sein sollen, um unsere Gesellschaft besser funktionieren zu lassen. Unsinnige Regeln sollten eben zurückgenommen werden. Mögen sich einige Menschen dafür einsetzen!

Bewegung

Ich möchte hier nochmals an ein Naturgesetz erinnern:

> **„Alles was nicht gebraucht wird, verkümmert!"**

Wir sind nicht zum Ausruhen hier. Das gilt für „alles", nicht nur für unseren Körper, auch für unseren Geist

Diejenigen, die nicht nachdenken, können es nach einigen Jahren gar nicht mehr. Wer zuviel in den Fernseher „glotzt", verdummt. Geben wir unserem Hormonsystem medikamentöse Hormone, so brauchen unsere Drüsen nicht mehr zu arbeiten und verkümmern. Wer sich nicht bewegt, wird steif und schwach.

Jeder Body-Builder weiß, dass seine Muskelmasse schwindet, wenn er nur drei Tage mit dem Training aussetzt. Bestes Beispiel ist auch das Bein im Gips. Nach sechs Wochen ohne Bewegung werden Sie vom Gipsverband befreit und schauen sich dieses mickrige Bein an: „Nein, das kann nicht mein Bein sein! Das sah ganz anders aus, als es eingegipst wurde!"

Auch die Astronauten leiden unter Muskelschwund. Ein Team um Charles Layne entwickelte an der Universität von Houston Spezialstiefel für das All, die die Fußsohle (na, so was!) so stimulieren, als ob man gehen würde. Die natürlichen Reize werden bewahrt, und man verlernt das Gehen angeblich nicht, so die Entwickler (Quelle: Rheinische Post, 9.10.2002). Diese Entwicklung wird jetzt an Dauerkranken erprobt.

Bleiben Sie gesund und auf der Erde. Sie brauchen keine Maschinen und keine Laufbänder. Wenn ich die Besucher von Muskelstudios vor dem Fernseher und mit Kopfhörer auf ihren Laufbändern trampeln sehe, kann ich für diese degenerierte Gesellschaft nur noch Mitleid empfinden.

Welche Form der Bewegung ist denn gut? Man hört ja alles, von „Sport ist Mord" bis zum Sportfanatismus.

Tatsache ist, dass mit gezielten Bewegungen nicht nur das Knochen-Muskel-Gerüst, sondern **alles** besser wird. Daher ist die maßvolle Bewegung **immer gut**. Der Therapeut, der Bewegung verbietet, sollte einen anderen Beruf erlernen, wenn er es kann. Die einzige Ausnahme ist die akute Gelenkentzündung, bei der zunächst kurzfristige Schonung nötig ist.
Ich bin der Befürworter der **Bewegung ohne Belastung**. Wir brauchen kein Eisen zu stemmen. Viele verwechseln Kraft und Vitalität.

Die Kraftprotze à la Mr. Universum sind nicht in der Lage, 30 Meter zu laufen. Lassen Sie solch einen Kerl mit einem Oberarmumfang um die 60 Zentimeter eine Decke streichen. Er wird das Handtuch bzw. den Pinsel nach zehn Minuten werfen, weil er die Arme nicht hochhalten kann. Seine Muskelmasse muss versorgt werden, aber so viel Blut kriegt dieser Körper nicht nach oben befördert.

Mr. Asai, einer der besten Aikidoka (schwarzer Gürtel – 8. Dan) Deutschlands, ist 60 Jahre alt und sieht sehr unscheinbar aus. Er trägt weder Bauch- noch Gewebeballast und seine Vitalität und Kraft entfalten sich erst bei Bewegung, wenn er es braucht. In der früheren harten Realität Japans wäre Mr. Universum Arnold Schwarzenegger ein todgeweihter Mann, weil er sich nicht schnell und ausdauernd genug bewegen kann. Also bitte, benutzen Sie Ihren Körper im natürlichen Rahmen.

Hier meine kleine Geschichte, wie man seinen Körper ertüchtigen sollte:
Als ich 14 Jahre alt war, träumte ich von einem kraftvollen Körperbau. Ich ging also zu einem „Body-Building"-Studio. Das hatte 1965 in Frankreich nichts, aber auch gar nichts mit dem zu tun, was Sie heute in einem

solchen Etablissement vorfinden. Muskelmaschinen existierten nicht. Es gab Bänke, kurze und lange Hanteln, viel Guss und sonst gar nichts. Spartanisch ernüchternd.

Der Inhaber war ein kräftiger, sehr gut gebauter Typ, der zuerst meine Muskeln und meinen Körper beurteilte und vermaß. Meine 60 kg und mein spärlicher Arm- und Beinumfang wurden registriert.

Ich fieberte der ersten Übung entgegen und sah mich schon schwitzend auf der Bank meine 100 kg „Guss" drücken, als mir dieser Mann einen Besenstiel übereichte und mir die Bewegungen zeigte.

Ich meinte, er wollte scherzen. Ich wollte Guss bewegen und schämte mich mit dem Besenstiel mitten im Raum. Aber nein, er meinte es bitter ernst und sagte mir: „Solange Du die Bewegungen nicht richtig machst, bekommst Du keine Gewichte!" Ich war wütend und sauer, aber er blieb vollkommen unnachgiebig und unerschrocken. So musste ich zuerst lernen, richtig gerade in die Hocke zu gehen und die Unterarme hochzuziehen ohne den Rest des Körpers zu bewegen.

Heute bin ich diesem Mann so dankbar! Er hat mich vor Schäden bewahrt und mir noch dazu die Grundgedanken für eine sportliche Ernährung gegeben.

Die Folgen der „Fütterung" der Body-Builder mit Eiweiß- und Hormonpräparaten zum Muskelaufbau sind verheerend. Viele haben ihr Leben dabei in Gefahr gebracht und bekamen Herzinfarkte, Schlaganfälle oder Thrombosen. Das wird u.a. das Thema meines nächsten Buches sein!

Die Rheinische Post titelt am 15.03.2005 „Wenn der Körper streikt" und schreibt über das Elend von Spitzensportlern, in diesem Fall Fußballer der deutschen Bundesliga wie u.a. Benjamin Lauth (Hamburger SV), Philipp Lahm (Nationalelf!), die reihenweise „Ermüdungsbrüche" erleiden. Als Grund wird angegeben, dass diese jungen Menschen sich kaum Pausen gönnen und die Warnsignale des Körpers überhören. Das ist aber nicht treffend. Hartes Training alleine schafft es nicht. Deren Trainer haben den Knochenstoffwechsel sicherlich nicht verstanden und treiben diese Hoffnungsträger durch Stress und falsche Ernährung in den gesundheitlichen Ruin. Säureüberschuss schadet Knochen und Sehnen nachhaltig.

Jedenfalls habe ich durch meinen Ausbilder damals auch gelernt, wie man mit Gewicht und langsamer Bewegung einen Muskel „aufbläht" und mit wenig Gewicht und schneller Bewegung einen Muskel „austrocknet". Damit war der Grundstein für das gelegt, was man heute „Body-Shaping", also Körperformung nennt.

Nach sehr vielen Jahren weiß ich heute, dass Kraft nichts mit Muskelmasse zu tun hat. Das einzusehen war allerdings ein Lernprozess...

Ich empfehle einfache Übungen, die früher „isometrische Übungen" genannt wurden. Das Körpergewicht wird dabei als Schwungmasse gebraucht. Eine natürlichere Kraftquelle gibt es nicht. Die Natur hat uns in dieser Form und in diesem Umfang entstehen lassen.

In den letzten Jahren habe ich die Wohltaten der asiatischen Bewegungslehre kennengelernt. Auch wenn ich noch viel zu lernen habe, so kann ich heute bereits spüren, wie mein Körper kräftiger und geschmeidiger wird. So „gut drauf" wie heute war ich in meinem Leben noch niemals. Chi-Gong, Tai-Chi oder Yoga bringen dem Übenden wesentlich mehr als bloße Beweglichkeit. Es öffnet die Energiekanäle des Körpers und vereint die Seele mit der Materie. Probieren Sie es mal aus... und haben Sie drei Monate Geduld. Hände und Finger werden bei den Übungen warm, und Sie spüren regelrecht den Verlauf der Energiekanäle. Aber Vorsicht, wenn Sie einmal damit angefangen haben, ist es wie eine Droge – Sie können sich das Leben „ohne" gar nicht mehr vorstellen...

Fazit zur Arthrose

Die **echte** Arthrose ist ein Stoffwechselproblem!

Bitte vergessen Sie die Tatsache nicht, dass Knorpelgewebe sehr basisch ist und **bei Gesamtübersäuerung des Körpers mit als erstes abgebaut wird.**

Daher sind Präparate, die den Abbau des Knorpelgewebes durch Blockierung der Osteoklasten (Zellen, die den Knorpel von alten Zellen befreien) verhindern wollen, einfach irrsinnig. Zum einen ist das ein blindes Vorgehen, das das Problem gar nicht erkennt, zum anderen kann eine Therapie, die auf Blockade basiert, **niemals** auch nur mittelfristig erfolgreich sein. Solche Therapien sind langfristig allesamt **schädlich.** Der Körper arbeitet in Regelkreisen. Wer das nicht verstehen will, hat im Gesundheitswesen nichts zu suchen.

Zufälligerweise stieß ich auf ein Buch von Dr. med. Theodor Feldweg mit dem Titel „Arthrose – Heilbar". Seine Ausführungen sind im Grunde dieselben wie die des Begründers der Mayr-Diät, Dr. Franz-Xaver Mayr oder die des berühmten Dr. Waerland. Alle drei haben Rückenschmerzen sehr erfolgreich durch eine vegane Ernährungsdiät (ohne jegliche tierische Eiweiße) behandelt. Diese Diät wird den echten mechanischen Problemen zwar nicht gerecht, aber die große Zahl der Fälle, in denen die Schmerzen durch Entgleisung des Stoffwechsels entstanden sind, können hier dauerhaft geheilt werden.

Dr. Feldweg schreibt ein ganzes Kapitel „über die Wichtigkeit des Stuhlgangs bei der Arthrose!" Hut ab! – Beachten Sie diesbezüglich die Informationen des Buches „Der Schlüssel zur ewigen Gesundheit – Darmpflege".
Kennen Sie heute einen Arzt, der Ihnen bei Arthrose Ernährungsregeln gibt? Wenn ja, bleiben Sie bitte bei ihm, Sie sind ein Glückspilz. Aber die Ernährungslehre ist in Deutschland bei den meisten medizinischen Fakultäten nicht mehr Bestandteil des Medizinstudiums! Wie soll es denn unserer Gesellschaft irgendwann besser ergehen, wenn die Grundbegriffe der menschlichen Biologie einfach ignoriert werden?

Das richtige Sitzen

Es werden so viele tolle Stühle verkauft, die Technik schreitet voran. Ich weiß, dass ich mir mit den folgenden Zeilen kurzfristig keine Freunde schaffen werde... – aber langfristig doch!

Das richtige Sitzen ist ein auf dem Gesäß ruhendes, aufrechtes Sitzen, ohne jegliche Verkrampfung der Muskulatur, weder in den Beinen oder im Becken noch im Rücken oder in den Schultern.
Das richtige Sitzen kennt keine Berührung mit der Stuhllehne! Der Rücken ist aufrecht entspannt und **ruht** sozusagen in der aufrechten Position, ohne sich irgendwo abzustützen.

Ein paar Worte zur Erklärung: Jeder hat irgendwann eine schwere Tür, die noch nicht eingehängt war, aufrecht stehend gehalten. Wenn dieses schwere Blatt exakt senkrecht steht, so kann man es mit einem Finger halten – aber wehe, es fängt an zu kippen. Je größer der Neigungswinkel wird, desto schwerer wird die Tür, bis sie nicht mehr zurückgehalten werden kann.

So ist es auch für unseren Rücken. Die gerade, aufrechte Position braucht gar keine Kraft. Man muss sich diese Haltung nur angewöhnen. Ich habe gehört, dass man in England Kindern einen Stock auf den Rücken gebunden haben soll – das ist vielleicht nicht die beste Erziehungsmethode. Als ich Kind war, konnte ich die Befehle „halt Dich gerade" nicht ertragen, heute bin ich dankbar dafür, denn sie haben mir einen guten Dienst erwiesen. Je krummer die Rückenposition ist, desto mehr Kraft braucht die Haltung.

Beachten wir die Muskulatur – Sie können sich sicherlich erinnern: „Alles, was nicht gebraucht wird, verkümmert". Damit ein Muskel stark und leistungsfähig bleibt, muss seine Bewegungsfunktion ständig gefordert werden. Ein Muskel, der ständig künstlich gehalten bzw. ersetzt wird, muss erschlaffen. Damit erzielt der Mensch genau das Gegenteil dessen, was er eigentlich erzielen wollte. Ich lasse daher alle Halskrausen sofort ablegen. Eine sanfte chiropraktische Reponierung der Wirbel sorgt für die richtige Position und Funktionsfähigkeit. Auch Korsetts sind – wenn sie als Stütze benutzt werden – langfristig schädlich.

Ich fahre Motorrad – manchmal eine 4-stellige Zahl von Kilometern am Tag – ohne den stark empfohlenen „Nierengurt". Ich habe dabei niemals Rückenschmerzen! Dafür muss man natürlich eine Maschine haben, auf der man aufrecht sitzen kann.

Als weiteres Beispiel sollen hier auch die LKW-Fahrer dienen. Sie haben wahrlich einen aufreibenden Beruf und sind noch dazu ständig durch Zeitdruck im Stress. Mittlerweile sind in den LKW-Kabinen Sessel eingebaut, die in puncto Komfort nichts zu wünschen übrig lassen. Der Rückenteil wird ergonomisch angepasst, die Lendenpartie unterstützt, alles ist weich etc. etc. etc... **und gerade das ist die Falle für die Schwerarbeiter der Straße.** Sie fahren tagtäglich stundenlang in diesen Sesseln, und die Muskulatur wird dementsprechend tagtäglich schwächer. Kommen sie dann am Ziel an, müssen oft schwere Lasten zur Auslieferung gehoben werden – und dann passiert es eben. Hexenschuss, wenn die Männer Glück haben, echte Bandscheibenvorfälle, wenn sie Pech haben. Hätten sie ein Holzbrett mit Kissen ohne Rückenlehne als Sitz, so wäre es für die Straffung der Rückenmuskulatur besser. Die Sicherheitsvorkehrungen bei Auffahrunfällen bleiben hier unberücksichtigt.

Fragen Sie sich, warum ein pfiffiger Mensch den sogenannten Sitzball erfunden hat? Da gibt es eben gar keine Lehne und noch dazu ist das Ganze so instabil, dass Sie mit der Rückenmuskulatur ständig korrigieren müssen, um das Gleichgewicht zu halten. Damit wird die Muskulatur trainiert und gekräftigt!

Auch über Stützstrümpfe bin ich grundsätzlich nicht erfreut und empfehle, sie nicht dauerhaft zu tragen. Eine Straffung der Beinmuskulatur durch Körperübungen ziehe ich vor. Trampolinspringen oder, wie ich es tue, 100-mal hüpfen täglich (beim Zähneputzen) sorgen für Spannkraft.

Natürlich gibt es für alle genannten Problemkreise Ausnahmen, die einer künstlichen Hilfe bedürfen, die Regel sollte das aber nicht sein.

Ein Bild zum Abschluss. Ich besuchte meine Eltern in Frankreich, als mir vor Jahren ein junges Mädchen vorgestellt wurde, bei dem ein krummer Rücken diagnostiziert wurde. Als Therapie trug sie seit Jahren ein ihrem Körper angepasstes Korsett (siehe rechtes Bild). Als ich die Schwielen an ihren Hüften sah, stiegen mir Tränen in die Augen. Sie wurde chiropraktisch auf dem Wohnzimmertisch behandelt. Am folgenden Montag sollte sie ins Krankenhaus nach Limoges. Ich bekam die Nachricht, dass der Professor für Orthopädie gesagt hätte, der Zustand habe sich dermaßen gebessert, dass das Mädchen das Korsett nicht mehr zu tragen brauche! Heute, viele Jahre später, studiert sie Sport. Das freut einen!

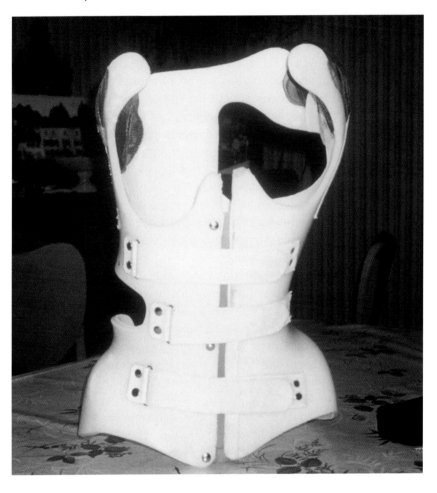

Das Problem ist allerdings, dass der Arzt von der chiropraktischen Behandlung nichts erfahren hat. Der Professor wird daher beim nächsten Fall wieder zum Korsett als Therapie greifen, weil es so schön geholfen hat!

Das richtige Laufen

Laufen will gelernt sein. Dieses Thema würde reichen, um ein ganzes Buch zu füllen. Viele Aspekte müssen erwähnt werden, wie z.B. das „Laufen ohne Erschütterung".

Sie müssen nicht die Beine bei jedem Schritt „preußisch" in den Boden stampfen und damit Stoßwellen bis ins Kleinhirn zu erzeugen, nein, laufen Sie bitte wie Indianer auf der Jagd. Lautlos, wie eine Raubkatze, keine Erschütterung, die die Beute erschrecken könnte. Der Fuß berührt den Boden wie eine Feder, rollt sanft über die Ferse, die Außenumrandung des Fußes bis zu dem Punkt, wo ein sanfter Schubs des Grundgelenks des großen Zehs die Berührung mit Mutter Erde beendet. Wir schweben sozusagen über den Boden, der Schwerpunkt beschreibt eine kaum gewellte Linie, fast eine Gerade, parallel zum Boden. Es ist kein Sackhüpfen! Auf diese Weise verbrauchen wir am wenigsten Energie, und sie wird komplett in Bewegung umgesetzt und nicht für Höhenunterschiede des Rumpfes „verbraten". Das setzt eine kräftige, feinfühlige, anpassungsfähige Muskulatur voraus.

Könnte die Massenträgheit, die Schwungmasse unseres Körpers für ein kleines Experiment zum Thema „optimale Fortbewegung" **gedanklich** aufgehoben werden, so könnte die Bewegungsrichtung auf dem Punkt geändert werden, und zum Beispiel rückwärts gelaufen werden, weil die komplette Kontrolle der Muskulatur ständig vorhanden ist. Zu jedem Zeitpunkt der Beinbewegung sind auch die Gegenmuskeln (Antagonisten) ansprechbar. Das ist die Grundlage der Bewegungslehre des Tai-Chi-Chuans:

Sie machen einen Schritt, übertragen aber noch kein Gewicht, so dass die Ablaufrichtung während der Bewegung umgekehrt werden kann. Erst wenn das sich nach vorne bewegende Bein den Boden berührt, übernimmt es die Führung. Das ist dann das „volle" Bein, das das Gewicht kurzfristig trägt, das andere ist das „leere" Bein, das sich auf diese Funktion nur vorbereitet. Auch nach „Übernahme" des Gewichtes knickt das Bein nicht unter der Last ein, sondern es setzt ohne jede Anstrengung die exakt notwendige Kraft ein, damit der Schwerpunkt sich keinen Millimeter nach unten bewegt.

Das Ganze entspricht in etwa einer Rollbewegung der Beine, so als ob es unterhalb des Beckens einen Rotor gäbe... Denken Sie einfach an „Bip Bip speedy Gonzalez" im Zeichentrickfilm.

Ich will noch eine andere Problematik ansprechen, die beim richtigen Gehen einfach notwendig ist: die des **richtigen Atmens.** Ich hatte zum Glück auf meinem Gymnasium einen superguten Sportlehrer. Er hatte nicht den Ehrgeiz, aus uns Jungs Weltstars zu machen, aber er hat uns viel beigebracht. Ich danke ihm an dieser Stelle ganz herzlich.
Zunächst sagte er, wir sollten nur so lange laufen, wie wir auch dabei reden können. Diese Empfehlung erspart Ihnen den Pulsmesser und die Warntöne der modernen und völlig überflüssigen Elektronik. Wenn Sie beim Laufen nicht mehr reden können, so sollten Sie zwar nicht anhalten, aber nur noch gehen und zwar, bis Sie wieder „ansprechbar" sind bzw. wieder singen können.

Mein Lehrer hat uns auch beigebracht, beim Atmen zu zählen. Grundsätzlich gilt: Einatmen über vier Schritte, ausatmen über sechs Schritte. Wird es zu anstrengend oder ist das Gelände steil, so können wir diesen Rhythmus nicht halten und brauchen kürzere Schritte und auch kürzere Atemperioden. Wir atmen also dann über zwei Schritte ein und über vier aus. Das Ausatmen soll immer länger andauern als das Einatmen. Wenn allerdings das Einatmen nur noch über einen Schritt und das Ausatmen über zwei Schritte möglich ist, so sollte von Laufen auf Gehen „umgeschaltet" werden.

Grundsätzlich ist ein tägliches kurzes sportbedingtes „Herzrasen" für die langfristige Gesundheit sehr wichtig, um nicht zu sagen quasi unerlässlich. Wie Sie das anstellen, bleibt Ihnen überlassen.

Das Zählen beim Laufen hat noch eine andere Funktion, es hilft Ihnen, sich gedanklich von Problemen und Stress zu befreien. Es ist ein klein wenig wie das Rezitieren der buddhistischen Mantras. 1,2,3,4 – 1,2,3,4,5,6 – 1,2,3,4...
Sie konzentrieren sich auf Ihren Körper, Ihren Atem. Ihre Gedanken sind frei... und wenn Sie geübt sind, so bemerken Sie auch Ihre müden Beine nicht, Ihr Stützapparat erfüllt seine Funktion der Fortbewegung völlig autonom... Ihr Geist wird klar. Eine kleine Laufmeditation.

Sie können mühelos lange Strecken hinter sich bringen, so wie die Massai-Krieger Nordafrikas oder wie die „tschechische Lokomotive" Emil Zátopek, der zwischen 1948 und 1952 vier Goldmedaillen über 5.000 und 10.000 Meter und beim Olympischen Marathon gewann.

Dieses Zählen der Schritte hat sich bei mir so eingebrannt, dass ich es öfter am Tag unwillkürlich tue. Es ist schon beim Aufstehen eine Art Einläuten des Tages.

Was haben Sie gefragt? Sie wundern sich, dass ich nichts über die richtigen Laufschuhe gesagt habe? Na ja. Als Antwort könnte ich lapidar sagen: Es freut mich immer wieder, wenn einige dieser ur-natürlichen Ausnahmeläufer wie Christopher Kosgei aus Kenia den hypertrainierten, hypervitaminierten (und hochbezahlten!) Kollegen aus USA und Co. spielerisch und mühelos davonlaufen... und zwar **barfuß!**

Spezielle Stoffwechselprobleme an den Gelenken

Die Exostosen:

Überbein, Hallux Vagus, Hammer-Zeh, Hormon-Buckel, Karpal-Tunnel-Syndrom, Tarsal-Tunnel-Syndrom etc. Schulmedizinisch werden diese Erkrankungen fein säuberlich voneinander getrennt, in der Tat haben sie aber ganz klar eine gemeinsame Ursache: Die Übersäuerung des Gewebes. **Ohne chronische Übersäuerung existiert keine dieser Erkrankungen,** durch Entsäuerung sind sie alle zu stoppen, und wenn man radikal genug ist mit seiner Ernährungsumstellung, kann man sogar auf eine teilweise Rückbildung hoffen.

Überbein, Hallux Valgus

Die Entstehung dieses Knochenwachstums am Grundgelenk der großen Zehe ist ganz einfach zu verstehen. Das Überbein geht mit der Gicht einher, und diese Erkrankung habe ich schon eingehend erklärt. Durch die schleichende latente Entzündung verändern sich die Zellen.

Behalten wir dabei im Bewusstsein: **Wir sprechen hier über eine lokale Menge an Säure, die um den Faktor 100 über dem Normalpegel liegt.** (Lokal-pH-Wert von 5 anstatt der biologischen Mitte von 7,36!). 100-mal so viel Säure wie normal im Fußgelenk!

Wenn Sie eine Zelle wären, was würden Sie tun? Sie würden das Handtuch werfen und diesem Sie offenbar missachtenden Menschen die Freundschaft kündigen. Dennoch versuchen unsere Zellen, die viel Kummer gewöhnt sind, zu arbeiten, denn wir brauchen ja unsere Füße. Aber der Stoffwechsel stockt regelrecht. Viele Zellen sind am Rande der Gärung und setzen eine Menge ihrer Energie für die Zellteilung ein bzw. um. Es ist im Grunde der gleiche Prozess wie bei einer Tumorbildung bei Krebs.

Interessanterweise gibt es hier so gut wie nie eine krebsige Entartung, es bleibt bei einer Vermehrung (Proliferation) der Zellen, aber es ist die Ursache dafür, dass der Knochen „wächst"! Das Gelenk entzündet sich, wird rot, dick und schmerzt. Sie gehen zum Arzt, er misst die Harnsäure im Blut am Arm – und die Menge ist völlig normal. Daraus schließt er voreilig, Sie hätten keine Gicht. Achselzuckend schickt er Sie zum Chirurgen, der sofort sein Messer wetzt. Viele verkrüppelte Füße habe ich nach solchen Operationen gesehen, denn das Gebiet ist voller Säure und die Wundheilung ist dadurch sehr schlecht. Oft entzündet sich die operierte Stelle, das wird natürlich mit hohen Dosen an Antibiotika bekämpft! – Ein teuflischer Kreislauf! Meine eigene Großmutter ist letztendlich mit 93 Jahren an den Folgen einer nicht heilenden Zehoperation gestorben. Sie war nicht der Grund, aber der Auslöser einer Immunkettenreaktion.

Die naturheilkundliche Lösung ist nicht einfach und bringt nicht immer sofortige Erleichterung. Kurzfristig hilft die Neuraltherapie am entzündeten Gelenk, und auch Basenfußbäder haben sich bewährt. Ozontherapien und Baseninfusionen führen nach kurzer Zeit ebenfalls zu einer besseren Durchblutung und einer tiefgreifenden Entsäuerung bis in die Füße.

Das Wichtigste ist allerdings die Umstellung auf eine Ernährung ohne Zucker und tierisches Eiweiß. Damit sichert man langfristig den Säureabbau.

Für meine Kollegen: Ich habe in diesen Fällen des öfteren mit Sankombi D5 (Sanum) und Tartarus III-020 (Phönix) innerhalb weniger Tage die Schmerzfreiheit des Patienten erreichen können. Diese Mittel sind in der Apotheke frei verkäuflich, noch!

Hammer-Zeh

Grundsätzlich gilt für den Hammer-Zeh dieselbe Ursache und dieselbe Therapie wie für den Hallux. Allerdings habe ich mehrmals, wie schon beschrieben, beobachten können, dass Probleme der Zehen gar nicht lokal, also gar nicht vom Fuß bzw. von den Zehen kommen, sondern über die Reflexzonen ausgelöst werden. Hammer-Zehen sind oft ein Zeichen von Problemen im Zahn- und Kieferbereich. Nehmen Sie sich die Tafel der Fußreflexzonen und schauen Sie, welche Zähne betroffen sein könnten. Ich erinnere an die Patientin mit der akuten Entzündung am dritten Zeh des rechten Fußes, die ganz verblüfft war, als ich ihr den Zusammenhang erklärte. Tja, es gibt Sachen, die gibt es nicht – und erklären werden wir sie wohl auch nicht können. Aber was soll's... Wenn wir offen alles beobachten und nichts von vornherein ausschließen, können wir den Menschen vielleicht helfen.

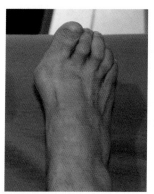

Ursache war hier, dass die Wurzel des Ischiasnerves auf der rechten Seite durch Fehlstellung des Beckens eingedrückt war. Dadurch verschlechterte sich der Stoffwechsel in diesem Bein, und die Säuremenge stieg an. Eine weitere Folge – bis zur chiropraktischen Behandlung – waren Ischiasschmerzen, die über die Knie hinwegzogen.

Hallux-Valgus und Hammer-Zehen am rechten Fuß

Alte Stoffwechselstörungen bedürfen einer langen Zeit der Regeneration, und um das Ziel zu erreichen, brauchen Sie kontinuierliche Disziplin bei der Ernährung. Der „alte" Hallux Valgus ist nicht ungeschehen zu machen, die frische Schwellung bei Gicht kann sich aber regenerieren.
Patientin Marianne A. nach sechs Wochen Ernährungsumstellung plus zwei Sitzungen Chiropraktik: „Ich passe wieder in jeden Schuh!"

Hormon-Buckel („Witwen-Buckel")

Das ist eine Erscheinung, die besonders Frauen im Klimakterium betrifft, allerdings in den letzten Jahren auch immer mehr bei jüngeren Frauen zu finden ist.

Auf dem Rücken, an der Halsbasis, am Anfang des Brustkorbs, bildet sich eine Verdickung, die sich meistens vom letzten Halswirbel bis zum dritten Brustwirbel erstreckt. Diese Verdickung fühlt sich oft teigig an und ist etwas rot. Das Gewebe ist leicht entzündet, auch wenn die Patientin das nicht direkt fühlt.

Dieser Bereich ist ein Reflexzonenbereich der Schilddrüse. Ist die Schilddrüse in einer leichten Unterfunktion (das kann z.B. durch Östrogengaben oder direkt durch die Einnahme von Schilddrüsenhormonen passieren), so lagern sich in diesem Bereich Stoffe an, die als Mucopolysaccharide bezeichnet werden (Siehe hierzu auch Kapitel Osteoporose und Schilddrüse).

Der Ursprung der Problematik ist also hormonell bedingt, in einem späteren Stadium entsteht allerdings ein mechanisches Problem, weil das Gewebe sich durch die Einlagerungen verhärtet und auf die Nervenwurzeln drückt. Zusätzlich entgleist das Knorpel- und Knochengewebe ähnlich wie im Falle des Hallux Valgus. Die betroffenen Wirbel fangen an zu wachsen, was sehr gut mit den Fingern zu fühlen ist.

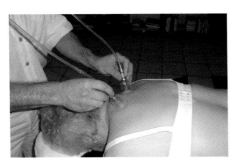

Pneumatron-Behandlung zur Gewebs-Entschlackung eines „Hormon-Buckels"

Was tun? Die Ursachen beseitigen!

Das Thema „Hormongaben" will ich hier nicht erneut ausbreiten. Es hat mit denkender Medizin wenig zu tun. In der Naturheilkunde hat das homöopathische Produkt Hormeel (Fa. Heel), über mindestens sechs Monate regelmäßig eingenommen (zehn Tropfen täglich reichen aus), manchen Buckel zum Verschwinden gebracht. Es harmonisiert das Hormonsystem in seiner Gesamtheit. Entsäuerungsmaßnahmen sind allerdings unerlässlich. Auch regelmäßiges Schröpfen – zum Beispiel mit dem Pneumatron-Gerät – an den betroffenen Stellen kann einen schnelleren Abbau bewirken.

Selbstverständlich müssen zusätzlich andere Maßnahmen ergriffen werden wie Chiropraktik, Entsäuerung und natürliche hormonelle Harmonisierung. Die Schilddrüsenproblematik bzw. die Schilddrüsenentgleisung kann sehr einfach – auch bei Knoten und auch beim sogenannten „Hashimoto-Syndrom"! – mit der Neuraltherapie behandelt werden. Ich habe noch keinen Fall gesehen, der nicht positiv darauf reagierte. Manchmal reichten ganz wenige Sitzungen aus.

Morbus Bechterew

Morbus Bechterew ist eine gefürchtete Erkrankung. Sie führt zu höllischen Schmerzen und völliger Unbeweglichkeit. **Morbus Bechterew ist allerdings im Grunde eine einfache Erkrankung mit einer einfachen Erklärung und daher mit einer einfachen Therapie!**
Das sogenannte Vollbild geht mit einer Versteifung und einer Verkrümmung der Brustwirbelsäule und dem sogenannten Rücken-Buckel einher. Warum gerade dieser Teil der Wirbelsäule so beeinträchtigt wird und der Rest nicht, wissen wir nicht definitiv.
Heute versucht man, alles genetisch zu erklären. Sobald man nicht mehr weiterweiß, wird die Sache für genetisch erklärt. Das ist verhängnisvoll, denn die Aussage lautet dann: „Da kann man für Sie wirklich nichts mehr tun. Sie müssen lebenslang Kortison einnehmen."

Das sehe ich völlig anders. Morbus Bechterew ist behandelbar und kann auf relativ einfache Weise gestoppt werden. Auch bei dieser Erkrankung spielt der Grad der Übersäuerung die Schlüsselrolle. Tja, schon wieder dieselbe Ursache! Halten Sie sich basisch, und Sie werden niemals krank. Beim Morbus Bechterew reicht die Umstellung der Ernährung auf eine tiereiweißfreie Kost allerdings nicht aus. Sie ist aber „conditio sine qua non", also „ die Voraussetzung, ohne die **nichts** läuft". Frau Dr. Bettina Exeler hat sich selbst von „ihrem" Bechterew befreit, indem sie zusätzlich den Verzehr von Nachtschattengewächsen (Kartoffeln, Tomaten, Spargel, Peperoni, Auberginen) komplett eingestellt hat.

Wir brauchen hier zusätzlich eine lokale Therapie an den kleinen Gelenken der Brustwirbelsäule. Für die Kollegen sei vermerkt, welche Präparate ich benutze: Nigersan, Procain, Betula folium und Arnica, wobei **Nigersan** das Hauptmittel ist. Ohne Nigersan keine kausale Behandlung. Erklärungen sind in den Arbeiten von Prof. Enderlein zu finden. Weiterhin sind auch hier die exzellenten Produkte der Firma VitOrgan von großer Hilfe. Neyarthros, Neychondrin, Musculi Nr. 3 und Neytroph sind die wichtigsten.

Die Mischspritze wird nach den Regeln der Neuraltherapie verabreicht (siehe weiter unten im Text). Damit erreicht man einen Stopp der Erkrankung und mit etwas Glück sogar eine gewisse Rückbildung.

Dringend empfehlenswert ist dazu die Darmsanierung und eine mit eiserner Disziplin durchgeführte tägliche (mindestens 2-mal 30 Minuten) Bewegungstherapie, wie zum Beispiel morgens und abends die fünf Tibeter, bzw. Tai-Chi oder Chi-Gong (siehe Literaturhinweise).

Frau Dr. Exeler hat gegen die „Verknöcherung" der Wirbelsäule Ingwerkompressen aufgelegt. Ich zitiere sie: „Man kocht eine Handvoll geriebenen frischen Ingwer auf 3-5 Liter Wasser, faltet ein Handtuch, taucht es ein, presst es aus und legt es zuerst für ein paar Minuten auf die Nierengegend. Sobald es kühler wird, neu nass machen und die ganze Wirbelsäule entlang auf jede schmerzende Stelle für ein paar Minuten auflegen und immer wieder neu nass machen. Der Rücken soll schön rot werden. Bitte nie bei akuter Entzündung anwenden." Sie brauchte fast zwei Jahre bis zur völligen Beschwerdefreiheit.

Bei akuter Entzündung würde ich Kompressen mit Schwedenkräutern nach Maria Treben empfehlen. Tja...
Der Therapeut hilft, die Natur heilt!

Das Gleiche gilt für Morbus Scheuermann, einer Erkrankung, die mehr die Lendenwirbelsäule betrifft. Meinen Satz können Sie sich grundsätzlich merken:

Ohne Übersäuerung ist keine Versteifung möglich!

Die Gicht

Die Diagnose „Gicht" wird meistens auf Grund der Entzündung des Grundgelenks des großen Zehs, meistens am linken Fuß, gestellt.

Der Arzt prüft die Menge der freien Harnsäure im Blut. Liegt dieser Wert über 7 mg/dL, so steht diese Diagnose offiziell fest. Das ist der Grund, aus dem die Mediziner diese Erkrankung als „Hyperurikämie" bezeichnen, übersetzt „zu viel Harnsäure im Blut".

Wird dieser Wert allerdings nicht erreicht, so geraten die Mediziner oft in Erklärungsnot. Ich habe oft Patienten in meiner Praxis gehabt, die trotz am linken Fuß aufgeschnittener Birkenstocksandalen kaum gehen konnten. Gegen meine Diagnose „Gicht" wehrten sie sich vehement, denn: „Nein, der Doktor hat das überprüft, es ist keine Gicht!" Und es war trotzdem Gicht!

Was ist denn Gicht nun tatsächlich?

Wenn ein Mensch sich falsch ernährt, muss sein Blut, um größere Gefahren wie Thrombosen zu verhindern, viele Säuren entsorgen. Eine Möglichkeit dazu ist die Prezipitation, also die Verdichtung dieser Säuren zu kleinen Kristallen, die wir in einem Dunkelfeld-Mikroskop sehr gut sehen können. Wenn die Patienten diese Splitter in ihrem eigenen Blut sehen, verstehen sie sofort die Problematik.

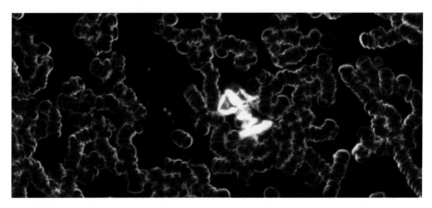

Solche „Blutkristalle", die oft größer sind als rote Blutkörperchen, lagern sich bei Übersäuerung über Jahre in den Gelenken ab und sorgen für „Exostosen", insbesondere Gicht.

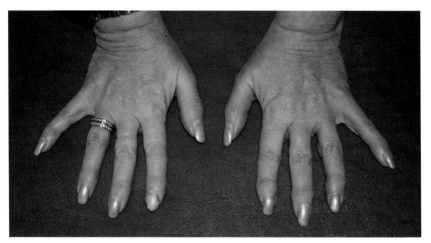

Gichtfinger: Beachten Sie die Entzündungen kurz vor dem Nagelbett
Ursache: Jahrelange falsche Ernährung

Ich erkläre gerne, dass die Ablagerung dieser Säure-„Glasstücke" meistens ganz weit vom Herzen stattfindet. Der Bach entspringt zwar oben am Berg und nimmt Geröll mit, abgelagert wird aber alles unten, im Tal. Unser „Tal" sind die Extremitäten bis zu den Händen und Füßen. Schauen Sie sich die Hände und Füße von alten Menschen an und vergleichen Sie Vegetarier und Menschen, die viel tierisches Eiweiß zu sich nehmen. Sie werden staunen.

Die Ablagerungen sind vornehmlich in den Gelenken und nicht allgemein im Gewebe lokalisiert. Die Gelenke können von ihrer Funktion her gar keine Arterien und Venen haben, denn die Gefäße würden die Bewegung stören. Die Versorgung der Zellen findet in den Gelenken einfach durch Diffusion statt. Das ist die Erklärung für die extreme Dünnwandigkeit der Arteriolen an dieser Stelle. Diese Dünnwandigkeit wird uns allerdings bei belastetem Blut zum Verhängnis. Mit den Jahren lagert sich so viel verdichtetes, säurehaltiges Material ab, dass der Körper sich mit entzündlichen Abstoßreaktionen zu befreien versucht. Es gibt akute Reaktionen – als Gichtanfall zu erkennen – und es gibt die schleichenden, latenten Entzündungen, die ganz langsam, aber auch genau so sicher Gelenkverformungen hervorrufen, zum Beispiel die Gichtknötchen an den Gelenkseiten der Finger.

Das ist „Gicht"!
Und warum ist es Gicht, auch wenn der Wert von 7 mg/dL nicht erreicht wird?
Auch das ist einfach zu verstehen. Erstens gibt es im Körper viele Sorten von
Säuren, nicht nur die Harnsäure. **Zweitens ist die Verteilung der Säuren im
Körper nicht gleichmäßig.** Diese „Pseudo-Glaskristalle" der Harnsäure bil-
den sich bei einem normalen Blut-pH-Wert erst ab einem Harnsäurepegel
von 7 mg/dL. Wenn allerdings der Gesamtsäurepegel hoch ist (lokaler pH-
Wert unter 5,5 – für die Mediziner unter uns), dann bilden sich diese Glas-
kristalle aus Harnsäure auch, wenn ganz wenig Harnsäure vorhanden ist. Und
genau das passiert im Fuß bzw. in der Hand bei schlechtem Stoffwechsel.

Zitat von Dr. med. Hong Liu:
„Der menschliche Körper ist wie ein Baum. Füße und Beine bilden die
Grundlage unseres Wohlbefindens, genau wie die Wurzeln eines Baumes die
Grundlage seines Daseins sind. Wie wichtig die Füße und die Beine sind, zeigt
sich, wenn jemand alt und krank wird. Füße und Beine verlässt im allgemei-
nen als Erstes die Kraft. In China sagt man: Wir sterben langsam von den
Füßen aufwärts."

Also: Pflegt Eure Füße!
Und wie immer heißt die Doktrin: **Entsäuern und bewegen!**

Basenpulver und auch Colchicum werden allerdings mittelfristig demjeni-
gen **nicht** helfen, der nicht bereit ist, seine Ernährung grundlegend in Richtung vegetarisch bzw. vegan zu verändern. – Und wenn Sie zwischendurch
sündigen, dann tun Sie es bitte mit Genuss. Es gibt nichts Schöneres als die
Sünde... allerdings nur dann und wann.

Grundlegende Therapie der Gelenk- und Knochenprobleme

Übersicht

Die allgemeine Therapie von Arthrose bzw. Arthritis ist genau so logisch wie die Erklärung zu ihrer Entstehung:

Zuerst die **Ursachen** beseitigen, d.h.
1. Die Wirbelsäule wieder geradestellen durch eine sanfte, effiziente Chiropraktik nach Ackermann.
2. Den Stoffwechsel verbessern durch natürliche Ernährung und das Trinken von reichlich reinem Wasser und
3. Bewegung ohne Belastung, um die Selbstheilungskräfte in Gang zu setzen.

In vielen Fällen reicht das leider nicht aus. Entweder hat die Problematik zu lange bestanden und kann sich nicht mehr so einfach von selbst umkehren, oder der Stoffwechsel ist so schlecht geworden, dass er der Heilung im Wege steht.

Dann müssen wir mit der Kunst der Naturheilkunde nachhelfen. Die Grundlage der allgemeinen Arthrosebehandlung ist die **Knorpelregeneration**.

Auch ich hatte gehört, dass dies nicht möglich sei. Das steht in allen schulmedizinischen Büchern, dort heißt es: „Wenn der Knorpel abgebaut ist, so regeneriert er sich nicht." Und deshalb werden immer mehr Patienten mit der vernichtenden Auskunft „Sie sind verschlissen!", auch wenn sie erst 25 Jahre alt sind, nach Hause geschickt. Die Praxis hat mich glücklicherweise eines Besseren belehrt. Uns stehen Homöopatika zur Verfügung, die – nach meiner Erfahrung – in der Wirkung gut, wenn auch langsam sind.

Wirkungsvoller ist die Regeneration der Knorpelschicht mit den VitOrgan-Präparaten Neychondrin und Neyarthros. Diese Mittel werden in meiner Praxis nach der Lehre der Neuraltherapie periartikulär („drum herum" am Gelenk) entlang des Gelenkspaltes appliziert. Es wirkt manchmal Wunder. Als Behandler freut man sich, wenn der Tennislehrer seinen Beruf wieder ausüben und die Oma diesen Winter mit ihren Enkeln eine Schneeballschlacht veranstalten kann. Hierfür reicht meistens eine Serie von zehn Injektionen im Abstand von einer Woche aus. Es ist zu empfehlen, diese Therapie einmal pro Jahr zu wiederholen. Diese Präparate empfehle ich auch nach erfolgter Operation zur „Bestandssicherung".

Für fortgeschrittene Fälle gibt es die Neyarthros-SOL-Lösung, für mich der letzte Versuch vor einer eventuellen Operation, wenn die Patienten leider zu spät kommen.

Schwerere Fälle – wie Dr. Lehnhardt bei seinen Vorträgen immer wieder exzellent dokumentiert – gehören in die Hand eines erfahrenen Orthopäden. Die u.a. von Dr. Lehnhardt (Adresse über Firma VitOrgan) in diesen Fällen durchgeführte Eigentransplantation von Knorpel-„Karotten" von gesunden Teilen zu „ausgebrannten" Teilen des Gelenks ist einfach beeindruckend. Dabei darf man nicht vergessen, die Ursachen – Beckenschiefstand und entgleisten Stoffwechsel – gleichzeitig zu beheben. Sonst ist viel Arbeit und viel Kunst umsonst.

Weitere Erkrankungen des Bewegungsapparates

Einige andere Probleme des Bewegungsapparates beruhen auf einer Fehlverteilung des Kalks im Körper. Auch hier würde eine Abhandlung des Themas den Rahmen sprengen. Es sei nur kurz darauf hingewiesen, dass Erkrankungen à la Morbus Bechterew mit der Isotherapie nach Enderlein meistens gestoppt werden können. Die Therapie besteht aus einer Entsäuerung (inklusive Ernährungsberatung für basische Kost – hierüber veranstalten wir Seminare) und einer neuraltherapeutischen Behandlungsserie an den betroffenen Gelenken, in diesem Fall meistens an der Brustwirbelsäule. Ich mische hierfür, wie bereits erläutert, sehr gerne Nigersan, Procain, Citrokehl und Arnica.

Mit den Jahren bekommt man Osteoporose, so sagt man. Wenn Sie sich – wie bereits erklärt – bewegen und vegan ernähren, so können Sie solche

Drohungen vergessen. Und vergessen Sie besonders die Hormon-Einnahme. Die Östrogene haben verheerende und gut bekannte Nebenwirkungen (die Neigung zu Thrombosen und Brustkrebs steigt erheblich), und ihre Wirkung ist in diesem Bereich mehr als fraglich.

Mein Rat für einen gesunden Körper/Bewegungsapparat
Essen Sie vernünftig (lassen Sie sich hierfür, wenn nötig, beraten) und vergessen Sie Fastfood, Fertig- und Tiefkühlkost. Tiefkühlkost ist bei dieser Aufzählung bei weitem besser als der Rest. Nichtsdestotrotz nenne ich Tiefkühlkost „reanimierte Nahrung", sie ist einfach nicht mehr so lebendig.

Nehmen Sie „echtes Leben", Vitamine und Spurenelemente in Form von frischem Gemüse und Obst aus möglichst natürlichem Anbau zu sich. Einmal pro Woche Fleisch oder Fisch reicht aus, falls Sie es nicht sein lassen können. Sie „brauchen" das tierische Eiweiß nicht.

Lassen Sie zweimal pro Jahr ein wenig Sonne an Ihre Haut, so dass Sie leicht braun werden. Bewegen Sie sich ständig, wenn Sie langfristig einen gesunden Bewegungsapparat behalten wollen. Gymnastik, Tanzen, Marschieren (Ich weigere mich das Wort „walking" zu benutzen! Kennen wir kein „Deutsch" mehr?), Schwimmen, Chi Gong, Tai Chi..., alles was Sie wollen und Ihnen Spaß macht, denn Freude muss dabei sein! Bewegung ohne Belastung, am besten jeden Tag. Die Patienten, die meine Praxis besuchen und die noch nach 80 Lebensjahren vital sind, tun es – quasi ausnahmslos. Und... sie haben so gut wie nie einen Arzt gesehen! Soweit zu den Ammenmärchen der modernen Medizin, mit deren Hilfe die Menschen angeblich älter und gesünder werden!

So weit, so gut:
Den Rest macht Ihr Körper, vertrauen Sie ihm, vertrauen Sie Ihrer Natur. **Nach Millionen von Generationen sind Sie endlich zur Welt gekommen. Es hat bisher alles „ziemlich" gut geklappt. Sie sind das Ergebnis Ihrer natürlichen Evolution.** Wir sollten Ehrfurcht vor dieser Schöpfung haben. Das heutige „herumdoktern" an unseren Genen kann und wird uns – meiner Meinung nach – nur Unheil bringen.

Im Laufe der Zeit habe ich Patienten erlebt, die aus schierer Not zu unorthodoxen Methoden gegriffen haben. Wenn man keine Hilfe von den „Experten" bekommt, so muss man entweder sterben oder erfinderisch werden...

Eine Patientin besiegte ihre Knie-Arthritis durch Anbinden von Bergkristallen rund um das Knie mit Hilfe einer Bandage, die sie Nacht für Nacht trug. Das ist für mich ein sehr schöner Beweis für die Kraft der so umstrittenen Schwingungen.

Eine andere Patientin hatte extrem schmerzhafte Arthritis und Muskelrheuma in den Beinen. Die einzige Empfehlung der Medizin waren chemische Keulen, die sie trotz des Schmerzes nicht einnahm. In ihrer Not ging sie täglich in den Wald, pflückte Brennnesseln und schlug die Beine und die Füße mit den frisch geschnittenen Pflanzen aus. Wir wissen in der Phytotherapie um die blutreinigende Eigenschaft der Brennnessel. Nach drei Monaten Kur waren die Beine heil und die Schmerzen fort. Ich kann nur sagen: Hut ab!

Nach vielen Berichten meiner Patienten über die Verwendung von Schwedenkräutern nach Frau Maria Treben habe ich selbst eine schöne Erfahrung gemacht.

Eines Freitags hatte ich ein sehr schmerzhaftes Erlebnis. Beim Waldlaufen verknickte ich mir den linken Fuß dermaßen, dass er innerhalb kurzer Zeit an der Sohle und vorne an den Zehen blutunterlaufen und fast schwarz war. Abstützen auf das linke Bein war unmöglich. Ich spritzte mir täglich Procain um den Knöchel und machte jede Nacht einen Verband mit Schwedenkräutern (Schwedentrunk-Elixier von Firma Infirmarius-Rovit), den ich eingewickelt in einer Plastiktüte bis zum Morgen behielt. Nach zwei Tagen konnte ich wieder einen Schuh anziehen und am nächsten Donnerstag, also nach sechs Tagen, habe ich wieder am Aikido-Training teilgenommen. Ich darf nicht daran denken, was mit mir passiert wäre, wenn ich ins Krankenhaus gebracht worden wäre.

Die Therapien der Schulmedizin

Die Therapien der Schulmedizin sind auf Notfälle ausgerichtet, da sind sie einfach die besten Therapien. Wenn man bedenkt, wie z.B. Splitterbrüche repariert werden, so grenzt es an Wunder.
Leider hört es dabei auf.

Für alle anderen, meist chronischen Probleme, hat diese Art der Medizin keine vernünftige Lösung. Schlimmer noch, durch die fehlende Behandlung der Ursachen werden die Probleme verstärkt, auch wenn zunächst durch Unterdrückung der Symptome eine scheinbare Besserung vorgetäuscht wird.

Eine zweite grundsätzliche Fehlerquelle der universitären Medizin ist die Weigerung, in Regelkreisen zu denken. Das Prinzip der Ursache wird völlig ignoriert. Es wird nach der „Dawos-Methode" gearbeitet. Sie wird so genannt, weil man therapeutisch „da, wo's" weh tut, ansetzt.

Solch eine unüberlegte Strategie führt zu grotesken Fehlbehandlungen, die für den Patienten leider tragische Folgen haben. So sind unzählige Menschen an den Knien und an den Füßen operiert worden, obwohl lokal an der Schmerzstelle keinerlei Probleme vorhanden waren. Es waren völlig gesunde Füße und völlig gesunde Knie. Die Probleme kamen zum Beispiel durch eine Hüftfehlstellung oder eine Zahnwurzelentzündung u.v.a. mehr, trotzdem wurde geschnitten, was das Zeug hält. Die Operationswunde heilt in diesen Fällen sehr schlecht, weshalb oft eine zweite sinnlose Operation anberaumt wird.

Heilpraktiker lernen, wie schon beschrieben, dass es an vielen Stellen des Körpers sogenannte Reflexzonen gibt, die z.B. auch die Ärzte Head und McKenzie für den Rücken beschrieben haben. Da finden wir am Rücken z.B. eine Leberzone, eine Magenzone... und so weiter. Dr. Lange hat so ein Abbild des Körpers 1954 für die Iris im Auge bewiesen und damit der Iris-Diagnose ihre wissenschaftliche Grundlage gegeben. Die Reflexzonen am Fuß sind weltbekannt. Die im Ohr durch die Ohrakupunktur von Dr. Nogier auch...

Nur der heutige studierte Mediziner kennt diese Methoden nicht, will sie nicht kennen und hält sie meistens für Unfug. Dafür muss der ihm vertrauende Patient mit seinem Leib büßen.

Der über Jahrtausende berühmte chinesische Arzt Sun Simiao schrieb: **„Die beste Behandlung besteht darin, sich mit einer Krankheit zu beschäftigen, bevor sie erscheint; eine mittelmäßige Behandlung besteht darin, eine Krankheit bei den ersten Anzeichen zu heilen; eine schlechte Behandlung besteht darin, die Krankheit zu heilen, wenn sie ausgebrochen ist."**

Was würde er wohl über die Unterdrückung der Symptome ohne Rücksicht auf die Ursache sagen?

Der finnische Arzt und Naturheilforscher Are Waerland sagte, ein guter Arzt müsse „zunächst selbst ein Musterbeispiel an Gesundheit sein". Na ja, dann... schauen Sie sich Ihre Therapeuten an und fragen Sie sie nach ihrer Lebenseinstellung!

Schmerzstillung

Das Stillen der Schmerzen ist Ziel Nummer eins der allopathischen Medizin. Eine schmerzstillende Therapie kann grundsätzlich ohne weiteres in Ordnung sein. Die Bedingungen hierfür sind allerdings ganz klar. Erstens darf die Betäubung nur für eine kurze, begrenzte Zeit erfolgen und zweitens muss gleichzeitig eine kausale, die Ursachen behebende Therapie erfolgen.

Schmerztherapie als alleinige Maßnahme ist einfach eine fahrlässige Verweigerung von Hilfeleistung. Das ist bewusste Ignoranz. Orthopäden werden allerdings in Richtung ursächlicher Therapien leider gar nicht erst geschult.

Eine meiner Schülerinnen in unserer „Medicus-Heilpraktikerschule" war Ärztin und arbeitete in einer Orthopädiepraxis in Essen. Es handelte sich um eine Gemeinschaftspraxis mit drei Ärzten. 350 Patienten wurden pro Tag „behandelt", ich würde eher sagen „durchgeschleust". So sieht der Alltag aus. Sie bekam etwas Ärger mit den Kollegen, weil sie nur 60 Patienten pro Tag schaffte. Sie sagte mir: „Was Du hier machst, haben wir nicht gelernt!" – Und das macht mich traurig. Niedergelassene Orthopäden studieren sechs Jahre lang Medizin und müssen noch eine mehrjährige orthopädische Facharztvorbereitung hinter sich bringen, um eine Praxis eröffnen zu dürfen. Und dann so etwas! Wo ist der große ärztliche Geist geblieben? Vorschriften der Krankenkassen lassen jeden ärztlichen Eifer und jede Berufung im Keim ersticken. Ich möchte als Heilpraktiker Freiheit für die ärztliche Tätigkeit verlangen. Es kann nicht sein, dass die Pharmaindustrie und die Kassen den Ärzten vorschreiben, wie sie zu behandeln haben.

Dr. Friedrich-Wilhelm Hofe war ein großartiger Arzt, noch dazu Tierarzt und Apotheker. Er erzählte mir, dass ein junger Mann etwa 1980 zu ihm zur Beratung kam, denn er fühlte sich berufen, Arzt zu werden. Herr Hofe legte ihm eine Hand auf die Schulter und sagte. „Junger Mann, ich kenne Sie als einen freien Geist. Werden Sie bitte nicht Arzt, werden Sie Heilpraktiker!" Ehre und Respekt vor diesem großen Mann. Im Alter von 90 Jahren bekam er gegen seinen Willen im Krankenhaus Präparate gespritzt und wurde ans Bett gefesselt. Ich musste einen Rechtsanwalt einschalten. Nach einem Fluchtversuch aus dem Krankenhaus fiel er leider, brach sich den Oberschenkelhals und starb kurz nach der Operation quasi in meinen Armen.

Soweit ist es mit der unmenschlichen, respektlosen Medizin. Wir brauchen noch eine Menge solcher freien Geister, damit diese Welt sich bessert. Der Filz unserer Gesellschaft ist allerdings schwer zu beheben.

Frau Anita Z. eröffnete mir eines Tages sehr froh, sie hätte einen ganz neuen Orthopäden gefunden. Er habe seine Praxis kürzlich eröffnet und würde mit neuen Methoden und neuen Geräten arbeiten. Sie war sehr beeindruckt. Sie machte aber den Fehler, diesem jungen Arzt zu sagen, dass sie, wenn sie Rückenschmerzen habe, zu Herrn Alix gehe, und dieser würde die Wirbelsäule wieder geradebiegen, danach wäre alles wieder in Ordnung. Der frischgebackene Orthopäde lachte und sagte, so etwas gäbe es nicht und er könnte es beweisen. Er hätte nämlich eine Maschine, die Fehlstellungen der Wirbelsäule genauestens messen und aufzeichnen könnte. So ließ sich Frau Z. messen. Es wurde ein Diagramm erstellt, auf dem einige Fehlstellungen deutlich wurden. Frau Z. kam am selben Tag zu mir und bekam die bei mir übliche chiropraktische Behandlung. Da sie es genau wissen wollte, vereinbarte sie wieder einen Termin bei dem Orthopäden. Als er die neuen Ergebnisse sah, verstand er die Welt nicht mehr, denn seine Maschine sagte ihm eindeutig, dass die Wirbel jetzt tadellos im Lot wären. Er war so perplex, dass er sich hinreißen ließ zu fragen, ob er mit mir arbeiten könnte. Das alles berichtete mir Frau Z. und lächelte milde.

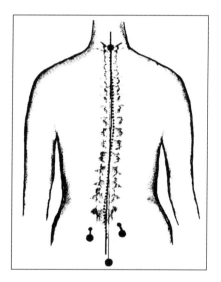 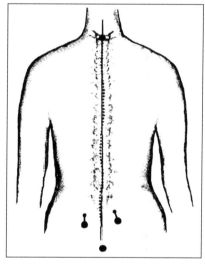

Bilder von Frau Z.:
vor der chiropraktischen Behandlung   *und danach*

Die Bilder verdeutlichen, dass die Wirbelsäule bereits **nach einer einzigen chiropraktischen Behandlung erheblich gerader ist.** Wichtig für mich ist das Befinden des Patienten, in diesem Falle der Patientin, die sich pudelwohl fühlt. Ohne Chemie, ohne Spritzen, ohne Skalpell...

Wie war das? Ach ja, Medizin ist einfach! Man muss nur wissen, wie es geht!

Dieser einfache Fall könnte ein Anfang für den so sehr ersehnten „wissenschaftlichen" Nachweis für die Wirksamkeit der Chiropraktik sein. Ich bin bereit, 1000 Patienten zu behandeln und durch „ Davor-Danach-Test" messen zu lassen. Welche Uni macht mit?

In diesem Fall beurteilt das Gerät VRS visual spine 2.3 von „DIERS international" die Bilder folgendermaßen:

Ergebnisse	Vor Chiropraktik	Nach Chiropraktik
Rumpflänge	433 mm	442 mm
Lotabweichung	6 mm	2 mm
Beckentorsion	0,8 Grad	0,0 Grad
Seitabweichung max.	11 mm	-4 mm

Diese Daten beinhalten eine „kleine" Sensation, denn Sie können nachlesen, dass Frau Z. nach der Behandlung größer war und zwar um ganze 9 mm. Wenn Sie einen Faden krumm auf den Tisch legen und in diesem Zustand seine Länge messen, dann wird er kürzer sein, als wenn sie ihn vorher strecken. Logisch, nicht? Hier ist Frau Z. länger und dafür gerader. Die anderen Werte bestätigen das. Und nicht nur die Abweichungen von der Ideallinie sind kleiner geworden, sondern auch die fehlerhafte Drehung (Torsion) der Wirbelsäule ist völlig verschwunden. Toll, was? Stellen Sie sich mal vor: Das könnte jeder Orthopäde... wenn er es gelehrt bekommen hätte!

Das Traurige an der Geschichte ist nicht, dass dieser junge Orthopäde von der Wiederherstellung der Wirbelsäule keine Ahnung hatte. Man kann nicht alles wissen. Nein, das Einzige, was mich betroffen macht, ist, dass er nicht zu mir gekommen ist!
Wenn ich von einem Kollegen hören würde, der eine tolle einfache Methode hat, um Menschen von ihren Leiden zu befreien und zwar genau in meinem Tätigkeitsfeld, dann würde ich bis Timbuktu fahren, um diese Methode zu erlernen. Nein, es passierte nicht, und solche Situationen habe ich leider bereits öfter erleben müssen. Sie wollen es einfach nicht lernen.

Da fragt man sich, wofür die Menschen in unserem Lande Krankenkassen-beiträge zahlen!
Mein Meister Dr. Ackermann hatte mehr Glück. Er gab Chiropraktik-Kurse für alle, auch für Schulmediziner. Er bekam viele Briefe, unter anderem diesen:

„Lieber Herr Dr. Ackermann!
Mein Kollege und ich unterhalten uns noch oft über den Chiropraktik-Kur-sus, den wir bei Ihnen mitgemacht haben. Wir sind beide von dem Wissen und der Praxis, die Sie uns beigebracht haben, sehr begeistert und wenden Ihre Methoden bei unseren Behandlungen mit großem Erfolg an.
Ihre Betrachtung und Krankheitslehre der Wirbelsäulenstörungen ist für uns eine außerordentlich wertvolle Bereicherung unseres Wissens, wie wir sie bisher, bei anderen ähnlichen Kursen der manuellen Therapien, noch nicht gefunden haben.
Ich sehe dieses tagtäglich in meiner orthopädischen Praxis immer wieder be-stätigt, eine überzeugende Untersuchung, Diagnose und Behandlungsart, die bei richtigem Einsatz auch stets zum Erfolg führt.
Demgegenüber stehen oftmals die heute so komplizierten technischen Un-tersuchungsmethoden wie Computertomographie und Knochenszintigraphie, die in vielen Fällen völlig unnötig und nur kostenträchtig sind, und bei der Diagnose der vom Patienten geäußerten Beschwerden meist nur einen aka-demischen Wert haben. Hiermit erklären sich auch die Misserfolge, z.B. nach Nukleotomien einer Protrusio oder auch eines kleinen Bandscheiben-prolapses (ohne Sequestrierung und ohne massive neurologische Ausfälle), da die Ursache der eigentlichen Beschwerden der Patienten in der von Ih-nen beschriebenen Fehlstellung des Beckens und der Wirbelsäule liegen.
Mit vielen herzlichen Grüßen verbleiben wir in dankbarer Erinnerung.
Dr. med. J. G. , Arzt für Orthopädie"

Es gibt sie, die Orthopäden, die die Probleme an der Wurzel verstehen und packen möchten und sich über neue Kenntnisse freuen können.

Ich brauche in etwa eine Dreiviertelstunde für eine erste Chiropraktik. Man kann damit einfach ausrechnen, dass ich sicherlich keine 100 Patienten am Tag behandele. Aber wenn ich einen Patienten zweimal, maximal dreimal

(Ausnahmen bestätigen die Regel) behandelt habe, so ist sein Problem in der Regel weg und zwar meistens für Jahre. Das nennt man Qualität bzw., um an eine alte Tugend zu erinnern, Wertarbeit!

Auch volkswirtschaftlich gesehen ist es toll. Mit wenig Aufwand vielen Menschen tatkräftig helfen zu können ist besser, als mit viel Aufwand kaum helfen zu können. Leuchtet ein, oder?

Und als i-Tüpfelchen kommt noch etwas Schönes dazu:
Die Honorare der Heilpraktiker werden von den Kassen nicht ersetzt. Der Patient trägt diese Kosten selbst (es sei denn, er hätte in Deutschland eine entsprechende private Versicherung oder wäre als Beamter beihilfefähig) und zahlt dennoch seinen Beitrag in die Allgemeinkasse. Da freut sich unser Gesundheitsminister, der seine zahlenden Schäfchen zum Nulltarif gesund bekommt!

Ein neuer Trend ist in meiner Praxis und sicherlich bei einigen Kollegen zu verzeichnen. Immer mehr Unternehmer schicken mir ihre Mitarbeiter zur Behandlung und bezahlen die Rechnung aus eigener Tasche. Die Begründung ist, dass es für sie effizienter und letztendlich billiger ist, als chronisch kranke Mitarbeiter zu haben. Von dem Behandlungsangebot des offiziellen Gesundheitssystems ist nichts mehr zu erwarten. Diese Möglichkeiten wurde ohne Ergebnisse ausgereizt. Daraus kann man gut ableiten, wie gut dieses Gesundheitssystem funktioniert!

Zurück zur Schmerzbehandlung. Die Schmerztherapie nimmt heutzutage Ausmaße an, die schwer gesundheitsgefährdend sind. Davon abgesehen, dass die Nichtdurchführung einer kausalen Therapie an sich bereits eine fahrlässige Handlung bzw. unterlassene Hilfe darstellt, sind zusätzlich die Nebenwirkungen dieser Therapien nicht zu verantworten.

Zur Zeit entstehen in Deutschland und in den westlichen Ländern sogenannte „Schmerz-Center". Dort wird der Patient in völliger Missachtung seiner ursprünglichen Problematik „stillgelegt". Das ist das gleiche Vorgehen wie mit den Psychopharmaka in der Psychotherapie und Psychiatrie.

Das ist der grundsätzlich falsche Weg. Eine solche Vorgehensweise wäre nur in Fällen angebracht, bei denen eine Verbesserung nicht zu erwarten ist. Das, wogegen ich mich vehement auflehne, ist die jahrelange Missachtung der Ursachentherapie, die eine Situation entstehen lässt, die nur noch Schmerztherapie erlaubt. Der Fehler ist früher passiert und die heutige offizielle Medizin verrennt sich in dieser Sackgasse.

Kassenärzte „dürfen" seit dem 1.01.2004 quasi keine nicht-rezeptpflichtigen Präparate mehr verordnen. Im Klartext heißt das, dass Ihr Kind bei Schnupfen sofort antibiotisch bzw. mit Kortison-Spray versorgt wird, weil diese Mittel von der Krankenkasse ersetzt werden. Ich verstehe nicht, dass erwachsene Menschen, die die Ärzte ohne Zweifel sind, solche Regelungen mittragen. Wofür haben sie denn Medizin studiert, wenn nur noch diese zwei Sorten von Präparaten verschrieben werden? Wenn es so ist, dann brauchen wir überhaupt keine Ärzte mehr. Eine Versandapotheke mit Präparatelisten für jede Erkrankung reicht aus. Ich verstehe auch die Patienten nicht, die so etwas mit sich machen lassen. Ein Bewusstwerden beiderseits wäre vonnöten!

Die Schmerztherapie des Rückens beginnt meistens mit Diclofenac, darauf folgt Kortison, zuerst lokal, dann als intravenöse Infusion und letztendlich als Injektion unter Röntgenbeobachtung in den Wirbelkanal. Wenn diese Maßnahmen die Schmerzen immer noch nicht unterdrücken, sollte man als Arzt meinen, der Körper will wirklich etwas sagen, vielleicht sollte man doch zuhören? Nein, die nächste Stufe wird eingeleitet. Zum Beispiel werden Schmerzmittelpumpen in den Körper eingepflanzt, die über einen flexiblen Gummischlauch von Zeit zu Zeit Morphin in die Nähe des Nervs abgeben. Die Pumpe wird über Injektionen durch die Haut nachgefüllt. Über die Nebenwirkungen von Opiaten und die entstehende Sucht brauchen wir uns nicht zu unterhalten.

Eine weitere Technik ist die Racz-Kathetertechnik. Hier werden an der Nervenwurzel Stoffe verwendet, die eine Vernarbung und dadurch eine Schrumpfung des Gewebes hervorrufen. Zielscheibe ist die Bandscheibe und/oder die Nervenwurzel. Die Tatsache, dass eine dann schmalere Bandscheibe eher ein Aneinanderreiben der Wirbel begünstigt und daher mittelfristig Schmerzen ohne Ende verursacht, wird glatt in Kauf genommen. Auch ist einleuchtend, dass eine vernarbte Nervenwurzel nicht mehr richtig funktionieren kann. Das ist jedem klar, wird aber in Ermangelung intelligenter Maßnahmen durchgeführt. Es ist immer dasselbe:

> **Alle diese Maßnahmen opfern die Zukunft**
> **für eine flüchtige Gegenwart.**

Bei Ischiasleiden wird die Problematik dadurch verschärft, dass die Lendenmuskulatur aus Angst verkrampft. Dieser Krampf übt bedauerlicherweise einen zusätzlichen Druck auf die bereits gereizte Nervenwurzel aus, und so entsteht das Vollbild des Hexenschusses. Pfiffige Pharma-Chemiker haben gemeint, es wäre schön, wenn wir den Muskel wieder lockern könnten. An diesem Gedanken ist nichts Falsches. Die Durchführung ist allerdings anders zu bewerten. Diese Pharmazeuten haben als Wirkstoff das Botulinumtoxin (Botox) ausgewählt, ein Nervengift, das den gefürchteten Botilismus hervorrufen kann. Dabei handelt es sich um eine tödliche Erkrankung, die besonders heimtückisch ist, weil sie schlaffe Muskellähmungen verursacht und die Patienten bei vollem Bewusstsein sterben, weil die Atmungsmuskulatur versagt und dadurch jede Luftaufnahme unmöglich wird. Hier in unserem Fall sagt die Werbung der Herstellerfirma, dass diese Injektion sechs Monate lang anhält und danach „völlig risikolos" wiederholt werden kann. Na dann, wohlan!

Die nächste Einnahmequelle der Orthopädie ist die Ersatzteillager-Technik (Prothetik)

Die Rheinische Post titelt am Dienstag, den 13.01.2004: „Niederländer warnen vor Hüftoperationen in Deutschland". Der Bund der niederländischen Orthopäden warnt vor roboterunterstützten Hüftoperationen mit dem in Amerika (klar doch!) entwickelten „Robodoc". Es entstehen auffällig viele irreparable Muskelschäden, berichtet Dr. med. van Dijk, Vorsitzender der niederländischen Orthopäden-Vereinigung.
Wo sind wir denn? Im automatischen „Schlachthof", wo das „Patientengut" einfach verarbeitet wird, am Haken hängend gerupft und gebrüht? Wozu brauchen wir denn solche Geräte? Wo ist das ärztliche Können, wo ist die königliche Kunst der Chirurgie geblieben?

Der Normpatient wird verarbeitet, maschinell, rationell, aber nicht mal unbedingt kostengünstig, und von Menschlichkeit kann keine Rede sein. Besonders alte Menschen bekommen es zu spüren. Er gibt keinerlei Interesse, sich ihrer Probleme anzunehmen und sie zu lösen. Es geht meist darum, sie so vollzupumpen, dass sie still werden. Die medizinischen Zustände in vielen Altersheimen sind haarsträubend. Wenn Sie wüssten, wie dankbar diese alten Menschen dafür sind, dass ihnen ein Großteil ihrer Schmerzen genommen wird! Den Ausdruck in ihren Augen kann ich Ihnen mit Worten gar nicht beschreiben.

September 2004, wieder Titel in der „Rheinischen Post": „Prozess gegen Operations-Roboter: Kein Schmerzensgeld." Eine 62-jährige hatte 30.000,- Euro Schmerzensgeld wegen eines dauerhaften Nervenschaden verlangt... und unterlag im Prozess! Ein Roboter zahlt nicht. Wenn es nicht zum Weinen wäre, so könnte man wirklich lachen, so grotesk ist die Situation.

Noch nie haben Menschen so viel Geld in einen gemeinsamen Topf für ihre Gesundheit einbezahlt. Noch nie sind sie so geprellt worden, denn das Geld wird mitnichten dafür verwendet, was die Bevölkerung möchte. Jede Befragung ergab dieselben Ergebnisse: 80 % der Bevölkerung möchten Naturheilkunde. Und wie sieht die Realität aus?

Interessant ist hier eine vom Verlag Hippokrates im Oktober 2001 publizierte Statistik. Ich zitiere „....mehr als 80 % aller Patienten, die bereits mit naturheilkundlichen Therapiekonzepten behandelt wurden, sind mit dem Erfolg **sehr zufrieden**. Diese Zahlen überzeugen."
In der Tat, es überzeugt! Und warum wird es nicht auf breiter Basis verwirklicht? Warum wird eine Medizin angewandt, die nachweislich von weniger als 20 % der Bevölkerung gewünscht wird?

Folge der Hilflosigkeit der derzeitigen universitären Behandlungsmethoden ist immer häufiger der Einsatz von Prothesen. Bekommt der Patient ein Kniegelenk aus Metall, so kann kein Knorpelschaden mehr entstehen.
Das Problem liegt in der Wirtschaftlichkeit. Meine Kollegin war Pflegedienstleiterin eines großes Krankenhauses in Oberhausen. Dieses Kranken-

haus hatte sich um die Erlaubnis, Knie-Prothetik durchzuführen, beworben. Nun, Voraussetzung für diese Zulassung ist die glaubhafte Versicherung des Krankenhauses, dass mindestens 15 solcher Operationen pro Monat durchgeführt werden. Tja, es ist dann nicht gut, mit Knieschmerzen zufällig in solch einem Krankenhaus zu liegen, verstehen Sie?

Heutzutage muss man sich fast vor der Medizin schützen. Die Ärzteschaft nimmt sich einfach alle Rechte, und wenn Sie einmal ins Krankenhaus eingeliefert worden sind, dann wird es schwierig, den eigenen Willen für den eigenen Körper durchzusetzen.
Ich habe alte Patienten erlebt, die mir „gebeichtet" haben: „Ich bin letzte Woche zweimal in meiner Wohnung zusammengeklappt, aber ich habe NICHT um Hilfe gerufen!" Die Antwort auf meine Frage nach dem Grund: „Sie wissen doch, was passiert... dann kommt der Notarzt, er schickt mich ins Krankenhaus und da pumpen sie mich wieder voll. Das will ich nicht mehr." Da sträuben sich mir alle Haare. Wo ist die Menschenwürde geblieben? Wo ist der Respekt vor alten, gebrechlichen Mitmenschen? Dabei sind Therapeuten aller Art, ganz gleich ob Arzt oder Heilpraktiker, nichts anderes als reine Dienstleister, die Ihr Fachwissen zur Verfügung zu stellen haben. Die Entscheidung über das, was gemacht wird, obliegt ausschließlich dem Patienten bzw. seinem „vertrauten Vertreter" und sonst niemandem.

Die Medizinindustrie ist ideenreich.
Das „Handelsblatt" vom 9.07.2003 titelt: „Schlaue Prothesen bekämpfen Infektionen selbst." Ich zitiere: „Die Prothese der Zukunft besitzt eingebaute Biosensoren, mit denen sie Bakterien identifizieren kann. Ist der Eindringling erkannt, wird ein entsprechender anti-bakterieller Wirkstoff aus einem internen Reservoir freigesetzt."

Wir Naturheilkundler sagen: „Der Erreger ist nichts, das Terrain ist alles." Wenn ein künstliches Gelenk eingebaut wird, so ist das Terrain miserabel! Das kann man vorher wissen. Unsere Natur ist nicht darauf eingerichtet, Metallstifte in den Knochenschaft einzementiert zu bekommen und Knorpel-Ersatz aus Titanstahl zu erdulden. Das ist nicht ganz so schlimm wie nach Transplantationen, nach denen der Patient lebenslang täglich Anti-Immunabwehr-Mittel und Kortison einnehmen muss, damit keine Abstoßungsreaktion stattfindet, aber ideal ist es nicht. Es kann durchaus zu wiederkehrenden Entzündungen kommen.

Nun soll diese neuartige Prothese in der Lage sein, Erreger zu erkennen und zu vernichten (was eine intakte Immunabwehr seit Millionen von Jahren sehr gut kann, jedenfalls besser als alles Künstliche!). Wird dadurch das Terrain besser? Nein, eindeutig wird es sogar schlechter. Also werden die Erreger wiederkommen, und es wird wieder antibiotisch behandelt, ein Teufelskreis, bei dem immer mehr Chemie benutzt werden muss.

Das ist ein Beispiel für die Veränderung in der Medizin. Früher gab es solche Gelenke nicht. Sicherlich gab es ein paar Menschen, die ein steifes Bein bekamen, das war aber die Ausnahme. Ich habe mittlerweile so viele Patienten mit künstlichen Gelenken, dass man es schon in Prozent der Gesamtbevölkerung ausdrücken kann. Wo geht dieser Trend hin?

Je mehr Maschinen für die Medizin entwickelt werden, desto mehr werden sie auch eingesetzt.

Wenn ein Orthopäde mit seiner Diagnose nicht weiterkommt, so ordnet er weitere Untersuchungen an. So war es auch bei Stefan B., geboren 1973, der meine Praxis am 8.10.1996 besuchte. Er wurde von seiner Mutter gebracht, die glücklicherweise Zweifel an der Richtigkeit der Diagnose der Uniklinik Düsseldorf hegte. Es hatte mit Rückenschmerzen angefangen, die in ihrer Ursache nicht erkannt und daher nicht behoben werden konnten. Nachdem alle Register wie Röntgen, CT, Blutuntersuchungen etc. bereits ergebnislos gezogen wurden, untersuchte man diesen jungen Mann gentechnisch und fand natürlich prompt einen Gendefekt! Die Diagnose lautete dann „HLA-B-27-assoziierte reaktive Arthritis bei Chlamydieninfekt". Antikörper auf Chlamydien fand man allerdings nicht! Also empfahl man eine Langzeit-Antirheumatika-Behandlung. Das wäre in etwa vergleichbar mit Vioxx (inzwischen vom Markt zurückgenommenes Schmerzpräparat) und/oder Kortison an anderer Stelle. Er sollte sich nach sechs Monaten „Behandlung" wieder melden. Glücklicherweise war er nach drei chiropraktischen Sitzungen am 28.10.1996 bereits völlig beschwerdefrei und hat seitdem keinerlei Beschwerden mehr gehabt. Was für ein biologisches Wrack wäre aus ihm mit den vorgeschlagenen Präparaten geworden?

In Ermangelung ursächlicher Fachkenntnis werden Therapien begonnen, die bereits kurz- und mittelfristig den Stoffwechsel der Patienten zerstören. Dann werden die Nebenwirkungen der Medikamente mit neuen Medikamenten „bekämpft", und das Schicksal des Patienten ist besiegelt. Und glauben Sie nicht, dass der junge Mann ein Einzelfall in meiner Praxis ist!

Operationen

Operation/Arthroskopie

Die Arthroskopie ist eine Technik, die es erlaubt, mit Hilfe eines kleinen mit einer Kamera ausgestatteten Röhrchens in das Gelenk zu schauen und die Gelenkflächen zu begutachten. Im Laufe der Zeit wurde die Technologie soweit verfeinert, dass auch Schneidewerkzeuge durch dieses Röhrchen gesteuert werden können. So weit, so gut.

Es mag mal angebracht sein, sich nach einem Unfall ein Knie von innen anzuschauen, das ist aber die Ausnahme. Das Problem entsteht, wie immer, wenn die Ausnahme zur Regel gemacht wird. Die Arthroskopie ist ein invasiver Eingriff, der die Gelenkkapsel verletzt. Wie alle Eingriffe dieser Art, sollte so ein Eingriff erst erfolgen, wenn die anderen, nicht schädigenden Therapien, keine Besserung gebracht haben. **Der Patient, seine Unversehrtheit und die Gesundheit seiner einzelnen Organe sind das höchste Gut, zum Schutz dessen die Medizin erfunden wurde!** Das sollte man nicht vergessen. Die intensive Diagnostik ist schädlich, wenn das, was man überprüfen will, danach kränker ist als vorher. Ich denke hier u.a. an die Schilddrüsen-Szintigraphie mit ihrer enormen radioaktiven Belastung.
Arthroskopie wird besonders an den Knien angewandt. Hier sollte man vorher – wie bereits geschrieben – das System Lendenwirbelsäule/Kreuzbein/

Darmbein/Oberschenkel in seine natürliche Position zurückbringen. Ohne das ist alles Stümperwerk.

Am besten kann man das alles verstehen, wenn man die Statistik anschaut, die von Moseley, O'Malley und Petersen et al. 2002 erstellt wurde. In den USA wurde im Houston Veterans Affairs Medical Center eine Studie durchgeführt. Die 180 Patienten waren nicht informiert. Alle hatten als Diagnose „Kniearthrose". Es wurden nach dem Zufallsprinzip drei Gruppen gebildet. Die erste Gruppe bekam ausschließlich eine arthroskopische Spülung, also nur eine Flüssigkeit ins Knie, die zweite Gruppe erhielt eine echte mechanische Glättung der Knorpelflächen, wie es bei einer solchen Behandlung üblich ist und die dritte Gruppe bekam nichts anderes als drei kleine Schnittwunden, die so aussahen wie die einer Arthroskopie, aber man hatte gar nichts gemacht. Alle Patienten wurden so beraten, als hätten sie eine echte Arthroskopie, wie in Gruppe 2, bekommen. Die Ergebnisse waren verheerend.

In allen drei Gruppen war über einen Beobachtungszeitraum von zwei Jahren das gleiche statistische Ergebnis zu verzeichnen, nämlich eine unwesentliche Schmerzlinderung. Soweit zum Nutzen von Mini-Operationen und Arthroskopien.

Bei chronischen Problemen wie Arthrose und/oder aktivierter Arthritis sollte man nach Beseitigung der mechanischen Ursache und Stabilisierung des Stoffwechsels zunächst versuchen, den Knorpel zu regenerieren (siehe Kapitel Neuraltherapie). Erst wenn das alles versagt, könnte man an Operationen denken, seien sie arthroskopisch oder nicht. Aber es bleibt, wie es ist: **Eine Operation ist immer ein Versagen der Medizin, denn die Ursache ist weder gefunden geschweige denn behoben worden.**

Glatte Unfälle mit Brüchen und Knorpel- beziehungsweise Bänderschaden sind die Ausnahmen, bei denen eine Operation kurzfristig durchgeführt werden sollte. Das gehört für mich allerdings zur erweiterten Notfallmedizin, die hier nicht besprochen wird und die wir gerne in die Hand erfahrener Chirurgen legen. Aber auch in diesen Fällen muss man – dieses Mal nachträglich – die Position der Knochen zueinander prüfen und gegebenenfalls chiropraktisch korrigieren, denn wenn ein Schlag so stark ist, dass er einen Knochen zu Bruch bringt, können Sie fast sicher sein, dass die gesamte Struktur nicht mehr stimmt.

Auch **während** der Operationen können sich Knochen verschieben. Ich habe Patienten gesehen, die nach einer Hüftoperation fürchterliche Ischiasbeschwerden bekamen. Wie ist das möglich? Einfach deswegen: Während der Operation bekommt der Patient eine Vollnarkose. Er lässt also alle Muskeln und Sehnen völlig leblos-locker. Der Patient muss auf dem OP-Tisch festgebunden werden, damit er sich in der Zeit des Eingriffs keinen Millimeter bewegen kann. Das geschieht mit Gurten, die festgezogen werden. Manchmal werden diese Gurte ungünstig angelegt und zu fest angezogen, so dass Knochenstrukturen (besonders Darmbein/Kreuzbein) einfach verrutschen.

Operationen an der Wirbelsäule
Ich habe großen Respekt vor der Chirurgie und den Chirurgen. Es ist eine echte Kunst. Und einige dieser Künstler vollbringen wahre Wunder bei der Wiederherstellung von Knochen nach Trümmerbrüchen. Hochachtung! Das soll nirgendwo auch nur angezweifelt werden.
Allerdings ist der chirurgische Eingriff, außer bei solchen Unfällen, immer eine Niederlage der Medizin. Nur nach der Kapitulation der Stoffwechselregelung und der Nichtbeherrschung der Lage darf das Skalpell zum Einsatz kommen. Und dabei ist von vornherein ganz klar, dass ein Herausschneiden von Gewebe **niemals** das Problem auch nur annähernd löst. **Die Ursache bleibt dabei immer völlig unangetastet.** Es ist so, als würden Sie den braunen Teil eines Apfels herausschneiden und behaupten, der Rest könne jetzt nicht faulen.

In der Orthopädie geht es mir um die **Masse der Fehlbehandlungen** aus Ignoranz und Gedankenlosigkeit. Mein Lehrer und Meister Dr. Ackermann in Stockholm sagte, wie bereits erwähnt: „70 % der Operationen an der Wirbelsäule sind überflüssig." Er hatte nicht mit dem modernen, blinden, chirurgischen Eifer gerechnet. Heute sage ich: Er hat untertrieben. Die Zahl ist auf 90 % gestiegen.

Ja, ganz ernsthaft:
Ich halte 90 % aller Wirbelsäulenoperationen für völlig überflüssig.

Das Problem liegt zum Teil darin, dass unsere Mediziner in den einfachsten Methoden zum Richten der Wirbelsäule gar nicht bzw. nicht fachmännisch unterrichtet werden. Sie lassen einfach behandelbare Situationen dermaßen ausufern und sich dadurch so verschärfen, dass ein späteres Eingreifen nur noch schwer möglich ist. Und sie kennen dann nichts anderes als Unterdrücken und Schneiden.
Es wird allerdings immer schwieriger, diese Vorgehensweise zu rechtfertigen. Viele Patienten sind es satt, solche Ammenmärchen zu hören. Der Verstand dieser erwachsenen Menschen reicht weiter als der der täglich praktizierten Orthopädie. Ich habe sogar einen Patienten erlebt, der wegen seiner Ischiasprobleme in sein Heimatland Griechenland zurückflog, weil er da einen guten Chiropraktiker kannte. In Deutschland hätte er nur Kortisonspritzen bekommen und die Operation war bereits anberaumt.

Die bekannteste Operationsmethode ist die Fenestrierung. Es wird ein Fenster in den Knochen gefräst, denn der Austrittskanal des Nervs ist – so sagt man – verengt, und es gilt, der Nervenwurzel mehr Platz zu geben. Soweit so gut, es klingt sogar logisch. Dem Patienten wird allerdings verschwiegen, **warum** dieser Kanal verengt ist. Er ist verengt, weil zwei Knochen sich verlegt haben und eine Position eingenommen haben, bei der der Austrittskanal schmaler wird. Warum dann überhaupt schneiden? Warum nicht die Knochenstrukturen an ihre natürliche Position zurückbringen? Es geht nicht immer komplett, allerdings kann ich mich nur an ganz seltene Fälle erinnern, bei welchen keine Besserung eintrat.
Auch mit der Angst wird gerne gearbeitet. Es wird gesagt, dass man bei Taubheitsgefühlen im Bein sofort operiert werden sollte. Das ist glatte Unkenntnis der Anatomie und der Physiologie. Die Nervenwurzel muss zügig befreit werden und das geht – ohne Zerstörung – nur mechanisch und zwar ausschließlich durch Chiropraktik. Andere Methoden gibt es einfach nicht. Die chirurgische Methode fräst den Knochen um den Nerv ab. Damit wird in der Tat Platz geschaffen... auf zerstörerische, völlig unnötige Art.

Die „gelenkte" Presse hat allerdings für diese natürlichen Therapien keine guten Worte. Herr Jörg Zittlau schrieb am 4.06.2004 in der „Rheinischen Post" einen langen Artikel: „Wie gesund ist der „Knacks"?", der die Chiropraktik in Misskredit bringt. Es gebe in Deutschland 13.000 Schulmediziner mit der Zusatzbezeichnung „Arzt für Chirotherapie" und Zitat: „...daneben haben aber auch viele Heilpraktiker und Krankengymnasten die Methode in ihrem Sortiment...".

Diese Aussage ist erstmal rechtlich falsch, weil in Deutschland ausschließlich Ärzte und Heilpraktiker diese Therapie durchführen dürfen, und sonst niemand, weil sie eben eine Therapie nach dem Heilpraktikergesetz ist. Bei sonstigen Behandlern ist weder der Therapeut noch der Patient versichert. Das kann bei schlechtem Ausbildungsstand des Therapeuten ein echtes Problem mit sich bringen.

Zweitens bringt diese Darstellung alles, was nicht Arzt ist, ins Zwielicht: ...der Ausbildungsgang für „Chiropraktiker" sei nicht einheitlich geregelt und diese Bezeichnung könne auch von Heilpraktikern geführt werden... Man könnte sich einen Dialog so vorstellen: „Ach nee, Frau Müller, wie furchtbar, wissen Sie... derjenige, der mich geheilt hat, der war nur Heilpraktiker und gar kein echter Arzt..."

Wie war es... ich hatte doch mal gehört:
Wer heilt, hat Recht!

Diese Intoleranz kennen wir von der ganzen Presse und nicht nur von der „Rheinischen Post". Am 2.07. bringt dieselbe Zeitung zwei Artikel: „Echinacea für Kinder nicht geeignet" und „Allergien durch Teebaumöl sind möglich"... Auf gut Deutsch sagt man: „Steter Tropfen höhlt den Stein!" Die Presse manipuliert durch gezielte Propaganda auf der einen Seite und gelenkte Unterlassung auf der anderen die Meinung der Bürger. Ein wenig Verunsicherung über Naturheilprodukte und fast zugleich ein paar Lobeshymnen für einträgliche Chemikalien wie z.B. Viagra und weitere Potenzpillen (29.06.2004) oder jahrelange stetige Unterstützung der Östrogenmafia, wohlwissend um die Nebenwirkungen. Schöne Welt!

Zurzeit lernt in meiner Praxis eine junge Kollegin als Assistentin. Nach drei Tagen hatte sie Tränen in den Augen wegen der Geschichten, die von den Patienten erzählt wurden, in der Art: „Ich war bei drei Orthopäden und zweimal in der Röhre... und in der Uniklinik... ich habe seit sechs Monaten nur Spritzen bekommen, auch unter CT in den Wirbelkanal... ich will nicht mehr..." Sie verstand die Welt nicht mehr. Dieses Unverständnis für die krassen Missstände werte ich als positive Einstellung. Sie wird Chiropraktik bei meinem Freund Felix lernen, so wie man früher bei einem Meister in die Lehre ging. Sie wird eine gute Therapeutin werden.

Die Chiropraktik

Die Chiropraktik ist die **„königliche" medizinische Kunst** an der Wirbelsäule. Die Chiropraktik ist die einzige Methode, die in der Lage ist, Knochenfehlstellungen dauerhaft zu beheben und dadurch das Zusammenspiel im System der Knochen, Sehnen, Muskeln und Nerven wieder in Gang zu setzen.

Mit der Chiropraktik wird dem Patienten ein Leidensweg ohne Ende erspart und ein langes Dahinsiechen unter den heutzutage verwendeten allopatischen Medikamenten.

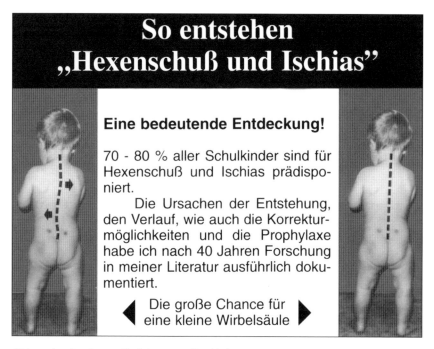

Bild aus dem Fundus von Dr. Ackermann, Stockholm.

Die Tragweite der Chiropraktik

Direkte Folgen von Fehlstellungen

Wenn man an Chiropraktik denkt, so denkt man an Ischialgie oder „Hexenschuss". Der Gedankengang ist folgendermaßen: Lendenschmerzen – oh ja! Ich gehe zum Chiropraktiker, er macht „Knack-Knack" und der Schmerz ist weg, ich kann wieder laufen.

Das ist zumindest stark vereinfacht, um nicht zu sagen falsch. Die Chiropraktik ist zwar in der Lage, blockierte Wirbel wieder zu lösen und Schmerzlinderung, manchmal sogar augenblickliche Schmerzfreiheit bei wiedergewonnener Beweglichkeit zu erzielen... aber **das ist mir nicht so wichtig.** Tja, da werden Sie jetzt staunen! Die Orthopäden beißen sich fünf Monate die Zähne an diesem Fall aus, und der Kerl sagt, die Schmerzfreiheit sei ihm nicht so wichtig! Was ist denn dann wichtig?

Wichtig ist das Zurückbringen des Nervs in seine Position und zu seiner Funktionalität.

Sie erinnern sich an die Geschichte mit dem Wasserschlauch und den Pflanzen im Versorgungsgebiet... Erinnern Sie sich dabei an das Bild für die Wirbelfehlstellungen und deren möglichen Folgen.

Ich könnte jetzt natürlich locker 100 Seiten über Fälle schreiben, die sich im Lauf der letzten 15 Jahre „unter meinen Händen" ereignet haben. Das würde den Rahmen sprengen. Daher nur ein paar schöne Geschichten, die als Signal zu verstehen sind.

Zuerst passiert es oft direkt bei der Behandlung, dass der Darm anfängt zu glucksen. Die Patienten reagieren etwas erstaunt und etwas geniert. Ich erkläre, dass es völlig normal ist. Die Nerven der Lendenwirbelsäule werden frei, und der Darm freut sich, wieder so viele Informationen zu bekommen. Er nimmt einfach seine Arbeit wieder auf. Es ist auch nicht selten, dass ich bei der zweiten Behandlung gefragt werde: „Haben Sie etwas an meinem Darm gemacht?" „Nein, warum?" „Ich hatte bisher ständige Verstopfung und jetzt konnte ich diese Woche jeden Tag zur Toilette." Da ist eine Erklärung fällig, aber ich erzähle sie hier nicht, Sie kennen sie mittlerweile selbst.

Öfter habe ich fast dieselbe Frage im Bezug auf das Herz gehört: „Haben Sie etwas mit meinem Herzen gemacht? Seit einer Woche habe ich keine Herzrhythmus-Störungen mehr!"

Nein, ich hatte nichts getan außer den zweiten Brustwirbel sanft zurück in seine Position zu bringen. Der Nerv wurde dadurch befreit, der Informationsfluss kam wieder in Gang, und siehe da, die Probleme waren weg, weil die Ursache behoben wurde. Schade um die jahrelange Einnahme von Betablockern, Calcium-Antagonisten und anderen völlig überflüssigen und für den Stoffwechsel schädlichen Präparaten. Der Apotheker und die Pharmaindustrie haben sich gefreut, der Patient wurde geschädigt und der Arzt konnte nicht helfen. Hand aufs Herz: Bei wie vielen Patienten mit Herzrhythmus-Störungen wird die Wirbelsäule überprüft?

Ein Sonderfall mit der gleichen Problematik:
Frau Else-Marie M. hatte seit vielen Jahren ständige Schmerzen in der Wirbelsäule, besonders im oberen Bereich und auch Schmerzen in der rechten Schulter. Da die Ursache beim Orthopäden weder gefunden noch behoben wurde, bekam sie jahrelang Diclofenac als Schmerzmittel. Als sie im April 2003 in meine Praxis kam, war ihr Zustand verheerend! Sie hatte eine Knieprothese, also ein künstliches Gelenk rechts. Ein Jahr zuvor hatte sie auch einen Herzschrittmacher eingepflanzt bekommen und nahm täglich sieben Präparate für Blut und Herz inklusive des zu Recht gefürchteten und meistens völlig überflüssigen Marcumar ein. Ihre Leber war durch diesen chemischen Ansturm derart angegriffen, dass bei einer Bauchspiegelung bereits weiße Flecken auf der Oberfläche festgestellt wurden. Ihre Nieren waren aus demselben Grund derart zerstört, dass sie ständig mit geschwollenen Beinen (Ödemen) gehen musste. Durch die Präparate war in ihrem Körper so viel Säure entstanden, dass die Knochen am Fuß verrückt spielten und ein extrem schmerzhaftes Überbein (Exostose) bildeten. Dagegen bekam sie wieder allopathische Medikamente, und prompt machte die Leber nicht mehr mit. Sie konnte diese Menge an Giften nicht mehr entsorgen, und so mussten diese über die Haut ausgeschieden werden. Das brachte einen fürchterlichen Juckreiz (Pruritus) am ganzen Körper, der natürlich mit Kortison unterdrückt wurde.

Pfiffige Leute würden jetzt einen Blick in die Tabelle weiter oben werfen und könnten, bevor sie weiterlesen, im Voraus sagen, was bei der ersten chiropraktischen Überprüfung zum Vorschein kam:

1. Das rechte Bein war „scheinbar" kurz wegen einer Fehlstellung der rechten Hüfte. Wir haben bereits geklärt, wie Knieschmerzen entstehen. Durch diese Fehlposition wurde der Knorpelabrieb im rechten Knie über Jahre hinweg erhöht. Da die Problematik weder erkannt noch behoben wurde, kam sie zu ihrer Knieprothese!
2. Der zweite Brustwirbel war bei ihr eindeutig nach rechts verdreht und blockiert. Das erklärt die Herzstörungen, die in Ermangelung kausaler Therapien zum Herzschrittmacher führten.
3. Wenn der zweite Brustwirbel verdreht ist, dreht sich der erste Brustwirbel meistens wenigstens teilweise mit. Die Nerven aus diesem Bereich versorgen Schultern und Arme. Das erklärt die Schulterprobleme.

Der Rest ist nur tägliche Medizinpolitik. Wegen einer Lappalie ist das physische Leben dieser Frau zerstört worden. Es ist sicherlich ein krasser Fall, aber glauben Sie es mir, von „ähnlichen Fällen" höre ich jede Woche.

Übrigens, wissen Sie, wie man am sichersten seine Leber zerstört? Ganz einfach, mit chemischen Medikamenten. Früher schaute man sich als Therapeut die erhöhten Leberwerte aus der Blutuntersuchung an und fragte den Patienten: „Wie viel trinken Sie?" Heute muss man fragen: „Welche Medikamente nehmen Sie ein?" Die Wahrscheinlichkeit, sich mit Bier oder mit Wein die Leber zu zerstören, ist gering. Dafür brauchen Sie Jahrzehnte, falls Sie es überhaupt schaffen! So viel können Sie gar nicht trinken! Mit Schnaps geht es schon, aber bei weitem am sichersten sind Rheumamittel, Schmerzmittel, Psychopharmaka...

Molière hatte 1650 geschrieben: „Die Menschen sterben nicht an ihren Krankheiten, sondern an ihren Arzneien".

Wie Recht hat er heute! Wie Recht bekommt er morgen?

Die Zeitschrift „Der Spiegel" hatte in ihrer Ausgabe 23/1991 für einen groß-angelegten Artikel recherchieren lassen. Darin stand: „Alles in allem richten die mehr als 500 Schmerz- und Rheumamittel, die in Deutschland im Handel sind, mehr Schaden an, als sie nützen… Etliche Wirkstoffe sind unkalkulierbar gefährlich, sie können Blutbildung, Nieren und die Leber ruinieren. Schmerzmittelmissbrauch und daraus häufig resultierende Medikamentenabhängigkeit sind das eine große Risiko, das mit dem Rückenschmerz einhergeht, die andere Gefahr besteht in der Einübung einer Rolle als chronisch Kranker". Treffender kann ich es nicht schreiben.

Die Häufigkeit der chiropraktischen Behandlungen

Die Frage ist, ob man Chiropraktik öfter durchführen kann, ohne Schaden zu verursachen. Sehr oft hört man, es sei gefährlich, man würde die Sehnen völlig ausleiern. Ich habe nie herausgefunden, wer der Urheber solch irrsinniger Aussagen ist. Wahrscheinlich sind es dieselben Experten, die im Artikel des „Stern" (siehe Anhang) erwähnt sind.

Die Antwort ist klar und deutlich: Bei richtig angewandter Chiropraktik gibt es keine, auch keine kurzfristige Überdehnung der Sehnen und Ligamente. Wir bewegen die Knochen von der festgefahrenen, ausgedehnten Position auf dem kürzesten Weg in die richtige Position. Was soll sich dabei überdehnen? Ich habe, wie gesagt, ein paar Patienten, die auf Grund ihres Berufes (Feuerwehr, Altenpflege…) immer wieder in Schwierigkeiten kommen. Diese Menschen werden regelmäßig behandelt und so kann der „Status quo", also die jetzige Lage, ohne Verschlechterung bewahrt werden.

„Primum non nocere",
sagt der Leitsatz der Naturheilkunde: **„Zuerst nicht schaden!"**

Diese Aussage allein gibt dem Patienten bereits eine unglaubliche Sicherheit – und so kann er wieder Vertrauen in seine eigenen Fähigkeiten fassen.

Im Normalfall brauche ich maximal drei Behandlungen, um eine Wirbelsäule dauerhaft zu richten. In mehr als 95 % der Fälle ist der Schmerz komplett verschwunden. Bei verbleibender Reizung der Nervenwurzel wird der Nerv mittels Neuraltherapie ohne jegliche Nebenwirkung beruhigt. In fast 15 Jahren und mehr als 10.000 Behandlungen habe ich drei Personen mit den Worten „ich schaffe es bei Ihnen nicht" nach Hause geschickt. Eine Dame musste ich 12-mal behandeln, bis sie schmerzfrei war. Sie war die erste Patientin, die nach einer Bandscheibenoperation zu mir kam. Damals schwor ich mir, keine Menschen mehr nach Bandscheibenoperation und daraus entstandener Gewebsschädigung zu behandeln. Diesen Schwur musste ich zurücknehmen. Man kann die Menschen nicht im Regen stehen lassen. Sie sind operiert worden, und man hat ihnen danach gesagt, sie könnten gar keinen Schmerz mehr empfinden, es wäre jetzt unmöglich. Man schämte sich auch nicht, ihnen des öfteren dringend eine psychologische Betreuung anzuraten, auch wenn die Patienten kaum noch gehen konnten. Sie kriechen vor Schmerzen auf dem Boden und werden noch als Simulant gescholten.

Eine Verschiebung des Beckens mit der Drehung einer Beckenschaufel hat weit mehr Folgen als nur den Ischias-Schmerz. Wenn der Nerv nervt, wird er mehr oder weniger eingedrückt. Wer sich die Anatomie anschaut, versteht das augenblicklich. Ich habe die Geschichte mit dem Wasserschlauch als Vergleich zum Nerv kleinen Kindern erklärt, sie haben es sofort verstanden. Warum wird es von unseren Fachärzten nicht beachtet?

Dr. Huneke, dieser unter Naturheilkundlern berühmte Arzt, der die Neuraltherapie zur Reife gebracht hat, sagte, dass **jede Problematik zuerst eine neuronale Komponente hat.** Der Nerv liefert die Information. Wenn der Informationsfluss versiegt, läuft gar nichts mehr. In meiner Praxis habe ich ein Phänomen hundertfach beobachtet: Menschen, die Krampfadern haben, sind meistens **einseitig** schlimmer dran. Sie dürfen gerne wetten. In knapp 90 % der Fälle ist es die Seite, auf der das Bein kürzer ist. Durch die verminderte Nervenleistung ist die Blut Ver- und Entsorgung gestört. Auch die Lymphe fließt schlechter. Daher ist der Venendruck höher und die Vene sackt mit der Zeit aus. Es passiert nicht von heute auf morgen, aber je nach Konstitution und Stärke des Bindegewebes kann es innerhalb weniger Jahre soweit sein. Jetzt versteht man, dass es völlig unsinnig ist, sich die Venen herausziehen zu lassen, **ohne** die Ursache beseitigt zu haben.

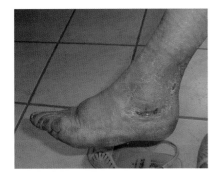
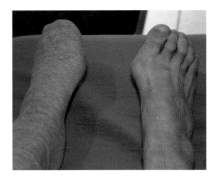

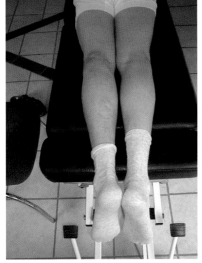

Bild rechts oben:
Auch gibt es keinen Grund, eine Deformie-
rung des Grundgelenks des großen Zehs
(Hallux) nur rechts zu bekommen, es sei denn,
die rechte Ischiaswurzel im Becken ist eingeklemmt und zieht als direkte Folge eine
Verlangsamung des Stoffwechsels im rechten Bein mit lokaler Übersäuerung nach sich.

Bild rechts unten:
Detailaufnahme des linken Beins. Die
Krampfader ragt etwa 2 cm über die Haut-
oberfläche!

Bild links oben:
Es gibt keinen Grund, nur einseitig ein
„offenes Bein" zu haben, es sei denn, die
Nervenwurzel im Becken ist eingeklemmt.

Bild links unten:
Linkes Bein kurz mit Krampfader.
Das rechte Bein ist makellos!

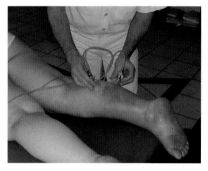

Behandlung einer Wundrose (Erysipel) mit dem Pneumatron.
Auch hier gibt es keine andere Erklärung, warum die Streptokokken sich nur im rechten Bein eingenistet haben als eine chronische Beckenschiefstellung mit Druck auf der rechten Ischiaswurzel. Dadurch wurde das Gewebe schwach, und die Bakterien hatten gutes Spiel. Antibiotika lösen niemals das Problem!

Diese Liste könnte man lange weiterführen. Denken Sie an alle einseitigen Probleme. Durchblutungsstörungen, Kraftverlust, Kribbeln bzw. Ameisenlaufen, Taubheitsgefühl, einseitige Gewebsschädigung bei Diabetikern, Fußpilz...

17.04.2002, Frau V. berichtet, dass sie nach der Begradigung des Beckens beim „walken" **keinen Muskelkater mehr** hat. Das ist auch klar. Was ist ein Muskelkater? Er entsteht, wenn während der Anstrengung **die Entsorgung der entstehenden Milchsäure nicht so schnell erfolgt, wie sie produziert wird.** Der Körper lagert also die Milchsäure ab, die dann den nächsten Tagen aus dem Speicher abgeholt wird. Dieser Vorgang, Säure aus dem Gewebe zu entfernen, ist meistens schmerzhaft. Hier konnte durch die Nervenbeeinträchtigung das Lymph- und Venensystem diese lokale Übersäuerung vor Begradigung des Beckens nicht effizient genug entsorgen.

Viele Menschen, die unser Basenpulver einnahmen, berichten zu Beginn der Kur für ein paar Tage über „rheumatische Beschwerden". Es handelt sich hier um einen Abbauprozess, bei dem sich die säurehaltigen Ablagerungen an und in den Gelenken reduzieren. Für eine kurze Zeit ist mehr Säure im Umlauf, die über die Nieren ausgeschieden werden muss. Da muss man „durch" und die Zähne kurzfristig zusammenbeißen. Ich habe mich nicht darüber gefreut, als meine Mutter mich als Kind unbarmherzig abgeschrubbt hat. Allerdings war es danach ein schönes Gefühl, wieder sauber zu sein und gesund zu bleiben.

Patienten, die ASS einnehmen, können diese Säuremenge nicht bzw. kaum bewältigen, denn die Ausscheidungskapazität der Nieren ist größtenteils durch die starke **Salicylsäure** bereits überfordert.

Die Durchführung der Chiropraktik

An dieser Stelle möchte ich einige Gedanken übermitteln, die diese wunderbare Therapie ergänzen. Auch für Patienten ist es interessant zu verstehen, warum die Behandlungen in dieser Reihenfolge und in diesem Umfang notwendig sind.

Es geht um Wertarbeit und um Respekt vor dem Leiden unserer Patienten.

Eine mechanische Problematik kann **nur** mechanisch behoben werden. Dafür müssen wir die fehlpositionierte Knochenstruktur reponieren, also in die richtige Position zurückbringen. Das kann ausschließlich durch einen mechanischen Druck geschehen. Ohne Druck bewegt sich kein Knochen von einer verklemmten in eine richtige Position. Und just dieser Druck ist es, der die Gemüter so erregt und die Chiropraktik als gefährliche Methode gelten lässt. Das kann nur von Leuten so gesehen werden, die nicht wissen, was echte Chiropraktik ist.

Diesen Druckmoment, in dem der Knochen zurückgebracht wird, nenne ich hier völlig unfachmännisch den „chiropraktischen Schubs". Dieser Schubs ist, „lege artis", also nach allen Regeln der Kunst ausgeführt, völlig gefahrlos. Dafür müssen allerdings sechs Voraussetzungen erfüllt sein:

1. Voraussetzung und erste Grundregel der Chiropraktik:
Die Chiropraktik darf niemals bei kaltem Gewebe angewandt werden.
Muskeln und Sehnen müssen vor der Behandlung warm und dehnbar sein. Mein Meister Dr. Ackermann benutzte eine Infrarotlampe. Ich bevorzuge den körperlichen Kontakt und öle den Rücken meiner Patienten mit einem spe-

ziellen Muskelöl ein. Dieses Öl enthält viele Komponenten wie Ringelblume, Minze, Johanniskraut, Arnika... Es verbessert gleichzeitig die Durchblutung und erzielt eine Entspannung. Danach lege ich entlang der Wirbelsäule ein gefaltetes, mit recht warmem Wasser getränktes Frotteetuch auf. Das Öl, die Wärme und die seitlich wiegenden Bewegungen meiner Hände bringen fast augenblicklich eine tiefe Entspannung.

2. Voraussetzung und zweite Grundregel der Chiropraktik:
Bei jeder Behandlung muss die gesamte Wirbelsäule behandelt werden.
Teilbehandlungen beheben nur, wenn überhaupt, kurzfristig Probleme. So darf bei Halswirbelproblemen niemals nur die Halswirbelsäule behandelt werden. Wir haben bereits gesehen, dass die Ursache in 99 % der Fälle eine falsche Position des Beckens und insbesondere des Kreuzbeins ist. Ausnahmen (Autoauffahrunfall) bestätigen die Regel. Aber auch in solchen Fällen überprüfe ich immer die Beckenposition.

3. Voraussetzung und dritte Grundregel der Chiropraktik:
Die Wirbelsäule darf nur von unten nach oben behandelt werden, genau wie ein Turm von unten nach oben gebaut wird.
Im Baugewerbe gießt man heutzutage zunächst eine Betonplatte als Grundlage. Ist sie nicht absolut waagerecht, so entstehen schon bald Risse in den Wänden. Unsere „Basisplatte" ist die obere Fläche des Kreuzbeins. Daher muss zuerst das Becken in seine Position gebracht werden. Die 24 Etagen des „Turms" werden dann nach und nach abgetastet und, soweit es geht, gerade gestellt.

4. Voraussetzung und vierte Grundregel der Chiropraktik:
Der Patient muss Vertrauen haben können. Jeder Griff wird vorher sowohl in seiner Bewegungsfolge als auch bezüglich seines Zwecks besprochen.
Das Erste, was ich meinen Patienten sage, ist: „Ab jetzt brauchen Sie sich nur noch zu entspannen und dürfen völlig passiv sein. Ich erkläre Ihnen alles, was gemacht wird und zwar, bevor es gemacht wird." Diese Worte beruhigen. Es darf allerdings keinerlei Vertrauensbruch geben. Alles muss vorher eingehend erklärt werden. Daher dauert die erste Behandlung etwa 45 Minuten.

Ein Patient, der Angst hat, kann nicht gut behandelt werden. Angst heißt Verkrampfung. Das würde bedeuten, dass der Behandler die Muskelkraft der Anspannung durchbrechen muss, um seine Arbeit zu tun. Das kann nicht gut sein.

5. Voraussetzung für eine erfolgreiche Chiropraktik:
Die Position des Patienten muss optimal sein.
Dieser Punkt richtet sich jetzt ausschließlich an Chiropraktiker, also an Therapeuten. Die gute Position auf der Liege ist das A und O der Chiropraktik. Wenn die Position nicht stimmt, so brauchen Sie Kraft, und das ist nicht nur nicht nötig, sondern nicht günstig. Stimmt die Lage des Patienten, so erfährt man oft, dass der Wirbel oder Knochen von ganz allein, also ohne „Schubs", in seine natürliche Position zurückspringt.

6. Voraussetzung für eine sichere Chiropraktik:
Der richtige „Schubs".
Liegt der Patient optimal auf der Liege, so muss der Behandler exakt wissen, welche Knochenstruktur, zum Beispiel welchen Wirbel, er in welche Richtung bewegen will. Der „Schubs" muss vor der Ausführung gedanklich durchgespielt und dabei die optimale „Schubsrichtung" festgelegt werden. Der eigentliche Schubs besteht aus zwei Komponenten:

• Erstens die Anspannung.
  Dabei fasst der Behandler seinen Patienten so, dass sein Unterarm die Schubsrichtung annimmt und zunächst nur sanften kontinuierlichen Druck ausübt. Dieser Augenblick kann für den Patienten leicht schmerzhaft sein, wenn die Nervenwurzeln gereizt sind. Ist die Position des Patienten optimal, braucht der Schubs auch hier manchmal gar nicht ausgeführt zu werden. Durch die kontrollierte Spannung am richtigen Punkt springt der Knochen fast von allein in die richtige Position. Das ist allerdings die höhere Schule der Chiropraktik. Dafür sind wieder Voraussetzungen notwendig wie zum Beispiel ein völliges Vertrauen des Patienten, eine völlige Hingabe. Ich sage oft „Sie sind gar nicht hier, nur Ihr Körper liegt auf dieser Liege, Sie übergeben ihn mir für ein paar Minuten, sie bekommen ihn gleich wieder, runderneuert."

- Zweitens der „Schubs" selbst.
  Er muss kurz sein, sowohl in der Zeit, also wie ein kleiner Ruck, als auch in der räumlichen Ausdehnung. Die schiebende Hand des Therapeuten bewegt sich maximal um einen Zentimeter, meistens sogar weniger. Damit ist die Voraussetzung geschaffen, dass die Knochen nicht in eine andere falsche Position durchgeschoben werden. **Mit diesem Vorgehen lassen sich alle Unfälle, die durch unsachgemäße Behandlungsweisen entstanden sind, völlig ausschließen.**

Nach diesen Regeln sind Schleudergriffe bei mir und bei allen verantwortungsbewussten Chiropraktikern schlicht verboten.

Die Gefahren der Chiropraktik

Gute Chiropraktik ist gefahrlos. Der beste Beweis wird von den Versicherungen geliefert. Ich bezahle jährlich lediglich 184,- Euro für die Berufshaftpflichtversicherung inklusive Chiropraktik. Damit ist eine Deckungssumme von 1,5 Millionen Euro pro Fall abgedeckt. Wenn die Chiropraktik so gefährlich wäre, würden die Summen anders lauten.

Muss es knacken? – Es muss nicht!
Knacken ist kein Qualitätsmerkmal der Chiropraktik.

Es kann aber auch ohne jegliche Gefahr knacken. Das kennen wir auch bei isometrischen Bewegungen. Sie drehen den Oberkörper, ohne eine Last zu bewegen, und... es knackt. Das birgt keine Gefahr, im Gegenteil, Verklebungen lösen sich dann auf. Also keine Angst vor dem Knacks, aber er ist nicht das Ziel! Man kann Knochenstrukturen gegeneinander bewegen und somit repositionieren, ohne dass ein Geräusch entsteht.

Nochmals: Eine gut durchgeführte Chiropraktik ist gefahrlos!

Was sind „Schleudergriffe"?

Unter Schleudergriffen versteht man durch einen Behandler mit Kraftanwendung forcierte Bewegungen des Patienten, bei denen immer mehrere Wirbel auf einmal bewegt werden. Sie werden besonders am Oberkörper, für die Brustwirbelsäule und im Halsbereich angewandt. Letztere sind die weitaus gefährlichsten. Jedes Jahr landet in der Bundesrepublik Deutschland eine Person nach einer solchen Behandlung mit Querschnittslähmung im Rollstuhl. Was passiert? Der Behandler nimmt sich weder Zeit für die Diagnose noch für die Behandlung. Er weiß grob, dass die Halswirbelsäule des Patienten in ihrer Beweglichkeit eingeschränkt ist und dass der Patient über Nackenschmerzen klagt. Diese sinnlose Drehung bzw. Überdrehung des Kopfes wird in der Hoffnung durchgeführt, dass die falsch gelagerten Wirbel in die richtige Position zurückspringen. In den meisten Fällen tun sie es auch. Es gibt aber die Fälle, bei denen sich die beiden fehlgelagerten Wirbel seit längerer Zeit verkeilt haben. Sie können dann dermaßen aneinander kleben, dass sie sich nur noch blockweise, also zusammen, bewegen können.

Was passiert dann bei dem „Schleudergriff"? Diese beiden Wirbel bleiben zusammen und bewegen sich als Block, ohne sich dabei, wie erhofft, zu trennen. Dafür springt möglicherweise bei der brachialen Gewalt ein anderer Wirbel aus seiner natürlichen Position. Wenn Sie Glück haben, wird nur ein seitlicher Spinal-Nerv gedrückt, und Sie kommen mit einem lokalen Ausfall davon, wenn Sie Pech haben, wird der Rückenmarkskanal eingedrückt und es kann zur Querschnittslähmung kommen.

Liebe Patienten, es ist Ihr Körper. Lassen Sie solche Griffe einfach nicht zu. Der Behandler hat eine Aufklärungspflicht. Er muss Ihnen sagen, was er tun will und was er dabei beabsichtigt.

Apropos Behandler oder Behandlerin... es gibt eine ganze Reihe sehr begabter Chiropraktikerinnen. Frauen sind sowieso von Natur aus einfühlsamer. Oft werde ich gefragt: „Wie wollen Sie diesen Kerl von 160 Kilogramm einrenken?" Die Antwort lautet: „Technik." Das kann eine Frau genauso gut. Das ist dieselbe Antwort wie die Erklärung unseres Aikido-Meisters: „Jetzt bist Du stark und könntest den Angreifer leicht zu Boden bringen, aber

was tust Du, wenn Du 80 Jahre alt und gebrechlich bist, und ein Kleiderschrank von Mann will Dich einfach verhauen? Mit Kraft läuft da nichts mehr."
Die Lösung liegt auch dann in der Technik. Ich sage lieber „Köpfchen". Das finde ich lustiger.

Und noch eine Sache!
Wir leben in Deutschland, das ein Rechtstaat sein möchte. Für uns kleine Leute gelten die Regeln zwar peinlichst genau, aber nicht so sehr für die Großen, also heißt es „aufpassen"! Die Gesetzgebung hat nur für Ärzte und Heilpraktiker die Durchführung von Maßnahmen mit dem Ziel, eine Linderung oder eine Heilung am Menschen herbeizuführen, erlaubt.
Die Ausübung gezielter chiropraktischer Griffe fällt ausnahmslos unter diese Rubrik der Heilbehandlung. Oft führen Masseure, Krankengymnasten und sogar Trainer in Fitness-Studios solche Behandlungen durch. Sie als Patient sollten wissen, dass sie es nicht dürfen. Viele machen es gut, und es liegt mir fern, hier „Kollegen" diffamieren zu wollen. Sie als Patient müssen sich allerdings darüber im Klaren sein, dass diese Behandler im Schadensfall nicht versichert sind. Die möglichen Konsequenzen brauche ich hier nicht zu erläutern.

Ich erzähle Ihnen dazu noch zwei wahre Geschichten aus meiner Praxis:
Frau Erika B. war 79 Jahren alt, als sie ihren Hals-Nasen-Ohren-Arzt besuchte und erwähnte, sie hätte Nackenschmerzen. Er bat sie, sich stehend nach vorne zu bücken, stellte sich vor sie, griff mit der rechten Hand ihren Kopf unten links und mit der rechten ihren Kopf oben rechts und drehte ihr mit brachialer Kraft und ohne Vorwarnung den Kopf um 180 Grad, so dass sie fast zur Decke schaute. Ihr wurde schwarz vor Augen, sie brach quasi zusammen, weil die Kraft ihrer Beine augenblicklich versagte. Diese Dame kam 30 Minuten später mit völlig verdrehten Halswirbelkörpern in meine Praxis ...

Vor ein paar Jahren kam eine verzweifelte Patientin zu mir. Sie war in Kanada im Urlaub gewesen und hatte einen leichten Nacken- bzw. Kopfschmerz, woraufhin sie sich in ein „chiropractic center" begab. Der dortige

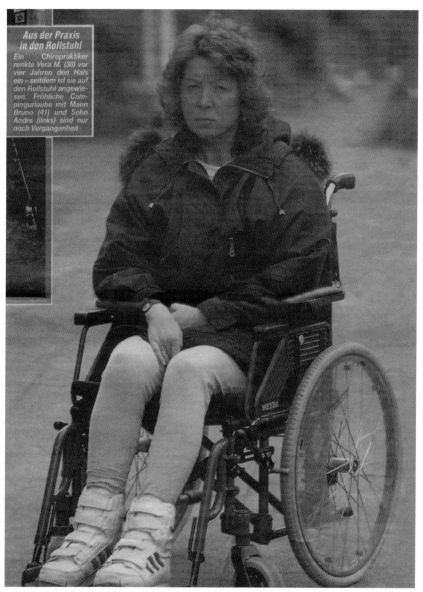

Aus der Praxis
in den Rollstuhl
Ein Chiropraktiker
renkte Vera M. (38) vor
vier Jahren den Hals
ein – seitdem ist sie auf
den Rollstuhl angewie-
sen. Fröhliche Cam-
pingurlaube mit Mann
Bruno (41) und Sohn
Andre (links) sind nur
noch Vergangenheit

Solche Fälle sind für die betroffenen Menschen und deren Familien, aber auch für unsere Zunft ein Gräuel, und zwar besonders deswegen, weil solche Fälle bei richtiger Anwendung der Ackermann-Technik vermeidbar sind.

Kollege behandelte sie auf die gleiche sinnlose, ruppige Art wie zuvor beschrieben mit dem einzigen Unterschied, dass sie auf einer Liege lag und ihr Kopf griffbereit über den Rand der Liege hinausragte. Nach einer ähnlichen 180 Grad-Drehung musste sie sich sofort übergeben und konnte zunächst weder gehen noch den Kopf halten.

Sie ließ sich nach Deutschland zurückfliegen und wurde von Orthopäden und Neurochirurgen untersucht. Die Herren waren sich aber uneinig, ob eine Operation etwas bringen würde. Sie kam mit ihrem Mann zu mir und ich durfte sie manuell untersuchen. Sie hatte den dritten Halswirbel um ca. 15 Grad nach rechts verdreht. Ein ganz klarer Fall. So etwas erlebe ich oft nach Auto-Auffahrunfällen, wenn nur der Kopf nach hinten geschleudert wird. Als diese Dame bei mir auf der Liege lag, zitterte sie vor Angst am ganzen Körper. Ich hatte ihr vorher versprochen, dass ich keinerlei Behandlung ohne ihre ausdrückliche Genehmigung durchführen würde. Aber ihr Vertrauen in unsere Zunft war gebrochen. Ich bot ihr an, den Schaden zu beheben. Ihre Angst überwog allerdings und sie ging mit ihrem schiefen Wirbel davon.

Das ist für einen Behandler ein schwerer Moment: Zu wissen, dass die Person sich quält und keine sonstige Hilfe bekommen wird, zu wissen, dass er helfen könnte, und dennoch lässt er die Person gehen, weil es ihr freier Wille ist. Und der hat höchste Priorität. Immer.

An dieser Stelle **rate ich allen Patienten, von einem Behandler, sei er Arzt oder Heilpraktiker, Abstand zu nehmen, wenn psychischer Druck ausgeübt wird.** Der Therapeut ist nur ein Berater, ein Dienstleister. Kein Therapeut **kann** irgendeine Verantwortung für andere Menschen übernehmen. Sie als Patient haben über die Vorgehensweise zu entscheiden und sonst niemand. Therapeuten sind da, um Ihnen die Grundlagen für diese Entscheidung durch Fachwissen transparent zu machen. Natürlich werden Sie durch jede Beratung auf eine bestimmte Weise beeinflusst. Daher sollten Sie sich vor jeder großen Entscheidung in mehrere Richtungen informieren.

Resümee:
Um die Chiropraktik durchzuführen, braucht man etwas, was heutzutage ganz rar geworden ist: **Zeit!** Seitdem die Menschen Maschinen bauen, um Zeit zu sparen, rennen sie dieser Zeit hinterher!

Für eine Erstbehandlung brauche ich 45 Minuten, für weitere Behandlungen etwa eine halbe Stunde, abhängig vom Beratungsaufwand.

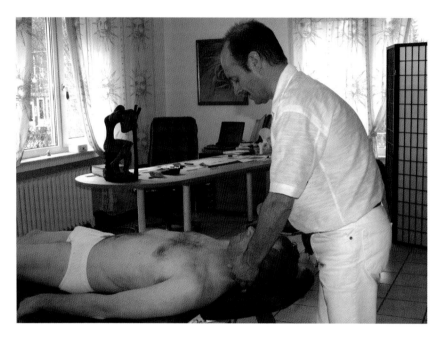

Chiropraktik der Halswirbelsäule:
Zuerst sorgfältig die Position von jedem einzelnen Wirbel prüfen...

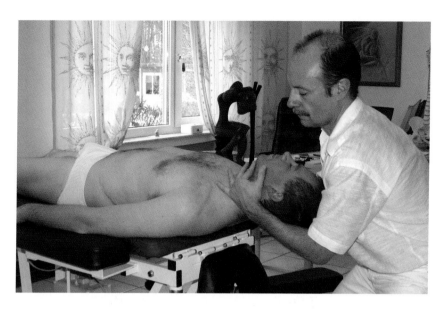

...und dann ganz sanft und vorsichtig den einzelnen Wirbeln ihre Beweglichkeit zurückgeben.

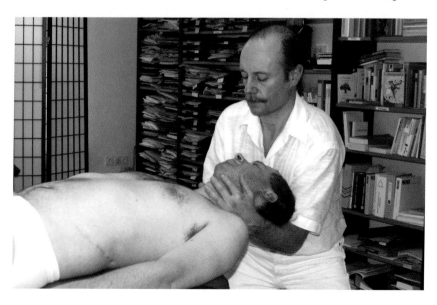

Die Après-Chiropraktik

Massagen/Krankengymnastik/Wärme

Wenn wir mit Chiropraktik die Knochenstruktur wieder richten und stabilisieren, so haben wir nur einen Teil der Arbeit getan. Der Sehnen- und Muskelapparat muss sich der neuen, richtigeren Position anpassen. Meistens geht das von selbst, besonders, wenn die Fehlstellung relativ frisch ist. Ansonsten ist es wirklich von Vorteil, danach die entsprechende Muskulatur mit einer guten Massage behandeln zu lassen. Auch gezielte Gymnastik erweist sich als sehr positiv. Allerdings warne ich meine Patienten vor Dehnungs- und Kraftübungen in den ersten 72 Stunden nach einer chiropraktischen Behandlung, weil die Sehnen während dieser Zeit noch weich sind und sich noch nicht wieder fest in ihrer endgültigen Länge und Platzierung festgelegt haben.

Bei akuten Fällen rate ich von Massagen vor der Chiropraktik ab. Die Nerven sind so gereizt, dass der Massagedruck manchmal für das Auslösen eines „Hexenschusses" den Tropfen darstellt, der das Fass zum Überlaufen bringt.

Pneumatron

Um die Muskeln und Sehnen darin zu unterstützen, sich nach der Ausrichtung der Knochen dem neuen Gleichgewicht anzupassen, benutze ich in meiner Praxis ein kleines Gerät, dass Großes leistet: das Pneumatron. **Es vereint die Effekte einer Massage, einer Lymphdrainage und eines Schröpfens auf einfachste und effektive Weise.**
Mit seiner Hilfe wird das Gewebe gelockert und massiert und sowohl die Durchblutung als auch die Lymphe aktiviert. So ist es möglich, innerhalb weniger Minuten Muskeln zu lockern und zu entgiften.

Die Pneumatron-Behandlung
- steigert signifikant den Blutfluss,
- steigert signifikant den Lymphfluss,
- verbessert den Nerven-Stoffwechsel, wodurch sich wiederum der Informationsfluss wieder normalisiert.
- Zusätzlich wird eine dosierte Massage der Haut, des Unterhautgewebes und der ersten Muskelschicht erreicht.

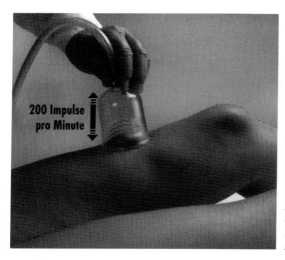

200 Impulse pro Minute

Pneumatron:
Das Prinzip: Durch pulsierende Wechselwirkung von Unterdruck und atmosphärischem Druck wird das Gewebe in Schwingungen gebracht. Unter Mitwirkung des erhöhten kapillaren Blutvolumens (Sauerstoffmenge) werden die Zellen aktiver.
Erfolg: Eine erhöhte Stoffwechselwirkung!

Somit erreichen wir eine Entstauung der Lymph- und Blutwege. Das Gewebe wird relativ rasch, entgiftet, womit die Ursachen für Muskelverkrampfung und sogar Muskel-Rheuma aufgehoben werden. Im letzteren Fall sind natürlich viele Behandlungen und eine langfristige Umstellung der Ernährung für den Heilungsweg Voraussetzung.

Auch die Behandlung von Narben ist mit dem Pneumatron sehr effizient. Allerdings benutze ich hier zusätzlich die Neuraltherapie mit purem Procain und Auflagen mit Schwedenkräuter, z.B. Schwedentrunk-Elixier (Firma Infirmarius-Rovit).
Das Allerbeste ist natürlich, gar kein Messer an seine Haut herankommenzulassen. So entstehen eben keine Narben!

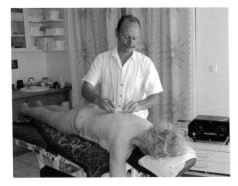

*Pneumatron-Behandlung an der Wirbel-
säule nach erfolgter Chiropraktik.*

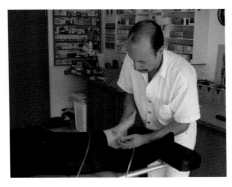

*Pneumatron-Behandlung zur Verbesse-
rung der Gewebe-Entgiftung bei einem
„offenen Bein" (ulcus cruris).*

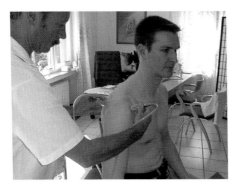

*Pneumatron-Behandlung der Schulter
nach Chiropraktik und Neural-Therapie bei
einem Spitzen-Sportler.*

Dorn-Methode/Alexander-Methode/ Feldenkrais/Zielgrei etc.

Alle diese Methoden sind gut und haben ihre Berechtigung. Gut angewandt verschaffen sie Linderung. Allerdings kann keine dieser Methoden die Chiropraktik ersetzen. Bei Fehlstellung des Knochengerüstes können sie langfristig nicht helfen. Es geht um eine mechanische Problematik, um eine fehlerhafte Knochenposition, und das kann, wie bereits gesagt, nur und ausschließlich durch mechanische Manipulation behoben werden.
Leichtere Fälle wie Verklebungen bzw. muskulär gelagerte Probleme können natürlich durch gezielte Dehnungen gelöst werden. Mir ist auch berichtet worden, dass die Wirbel mit dem richtigen homöopathischen Mittel hörbar von alleine an die richtige Stelle zurückspringen würden. Erlebt habe ich so etwas noch nie.
Solange ich in meiner Praxis Meister dieser verschiedenen Methoden wegen ihrer verklemmten Rücken behandle, bleibe ich bei dieser meiner Meinung. Wenn Sie wüssten, wie viele Reiki-Meister ich wegen Migräne behandelt habe! Das sage ich hier, ohne etwas in Frage zu stellen.

Die Neuraltherapie nach Huneke

Dr. Ferdinand Huneke ist der Vater der Neuraltherapie. Er war ein genialer Arzt und wurde stark angefeindet. Das passiert fast immer, wenn man erfolgreich ist, besonders wenn die Methoden einfach, billig und effektiv sind. Sein Foto hängt in meinem Vorzimmer. Wenn ein Therapeut fundiertes Wissen über das Nervensystem in Erfahrung bringen möchte, dann soll er das Buch „Lehrbuch der Neuraltherapie" von seinem Meisterschüler Dr. Dosch lesen. Es ist ein Brunnen des Wissens.

Die besten Präparate, um Gelenke zu regenerieren

Ich benutze hier eine Mischung aus wenigen Produkten.

1. Procain

Es ist das Allheilmittel der Neuraltherapie. Es ist so gut, dass von offizieller Seite immer versucht wird, die Wirkung und die Nebenwirkungsfreiheit in Frage zu stellen. Ich benutze pures Procain seit ca. 15 Jahren täglich und habe nach Tausenden von Injektionen noch nie eine Nebenwirkung gesehen. Dr. Huneke und seine Mitstreiter haben bereits zu ihrer Zeit über eine Million Injektionen mit Procain durchgeführt – ohne jegliche Nebenwirkung. Dr. Peter Dosch, Autor des Buchs „Lehrbuch der Neuraltherapie nach Huneke" schreibt: „In 40 Jahren ausgiebiger Neuraltherapie habe ich die anschließend beschriebenen Komplikationen nicht ein einziges Mal gesehen."

Die wenigen beschriebenen Pannen sind auf fehlerhafte Verabreichung zurückzuführen, und zwar durch eine ungewollte direkte Injektion in eine Arterie, die zum Gehirn führt. Nach einer kurzfristigen Verkrampfung ist allerdings niemals ein Schaden geblieben. Der Patient war jedes Mal danach wieder wohlauf. Daher halte ich persönlich die sogenannte Procain-Allergie für eine bewusste Inszenierung. **Procain ist sogar – richtig dosiert – das beste Anti-Schock-Mittel.** Allerdings spreche ich immer nur vom **purem Procain 1 %.** Mischprodukte mit u.a. Coffein und sogar mit Penicillin haben nachweislich Zwischenfälle hervorgerufen. Procain war daran nicht schuld.

Procain wird in der Schulmedizin als Lokalanästhetikum klassifiziert. Die kurzfristige schmerzstillende Wirkung von ein paar Minuten ist für uns Naturtherapeuten völlig unwichtig. Procain repolarisiert aber die Zellen. Es ist die „Reset-Taste" der Zellen. Sie wissen: Wenn alles blockiert ist, Strom aus – Strom ein, und alles ist wieder im Urzustand und funktioniert. Wenn Patienten fragen, wie es wirkt, so erzähle ich: Procain ist wie ein Dornröschenschlaf für die Zellen. Wenn sie wieder wach werden, ist der Prinz da. Und Sie wissen doch, wenn der Prinz da ist, gibt es nur noch rosa Wölkchen und grenzenlose Freude…

Procain wird seit fast 100 Jahren angewandt. Die niederschmetternde Nachricht vom „Quasi-Verbot" von Procain für Heilpraktiker (es darf ab 1.06.2005 nur noch subkutan – das heißt unter die Haut – gespritzt werden) passt gut in die methodische Demontage der Naturheilkunde. Dieses Verbot hat keinen medizinischen Hintergrund. Daher setze ich mich gedanklich für die Auflösung des sogenannten „Sachverständigen-Ausschusses" bei der Zulassungsstelle für Medikamente (BfArM) ein. Dieses Gremium entscheidet über die Präparate, die in Deutschland in Verkehr gebracht werden dürfen. Es besteht aus 12 Mitgliedern, die nach Mehrheitsbeschlüssen abstimmen. Die Verteilung der Sitze ist wie folgt:

11   Vertreter der Chemie,
1   Vertreter der Naturheilkunde und
0   Vertreter der Patienten.

Dieser Zustand ist unmoralisch, ethisch unhaltbar und muss daher beendet werden. Stattdessen müssen demokratische Verhältnisse geschaffen werden (zum Beispiel: jede Gruppe 1/3).

2. Gingko

Als zweites Mittel benutze ich Gingko, das viele Eigenschaften hat, angefangen mit einer erheblichen Verbesserung des Flüssigkeitsaustausches, besonders der „reinmachenden" Lymphe. Auch eine lokale Übersäuerung wird durch Gingko günstig beeinflusst.

3. Arnika

Als drittes Mittel benutze ich Arnika. Über die Wirkung dieser Pflanze sind viele Bücher geschrieben worden. Sie verbessert „alles" und wird sowohl bei Traumata als auch bei degenerativen Veränderungen erfolgreich eingesetzt.

Die besten Präparate, um Knorpel in den Gelenken wieder aufzubauen

Für die Knorpelregeneration brauchen wir keine Forschung über Stammzellen. Die Produkte existieren bereits seit Jahrzehnten in der Naturheilkunde. Dr. Theurer und die Firma VitOrgan kennen seit ca. 1955 die Regenerationskraft des Zellwassers aus jungen Knorpelzellen. Die wissenschaftliche Erklärung finden Sie im Kapitel „Magnetfeldtherapie".

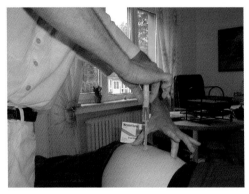

Neuraltherapie der Hüfte. Die Gelenkkapsel wird nicht verletzt.

4. Neyarthros

Als viertes Mittel benutze ich Neyarthros, das stärkste mir bekannte lokale Regenerationsmittel für die Gelenke überhaupt. Es ist allerdings ein Extrakt aus tierischen Zellen, und innerhalb der letzten 15 Jahre haben zwei Patienten dieses Präparat aus „ethischen" Gründen abgelehnt. Schade, es wirkt Wunder. Lange Zeit hat die Schulmedizin die Meinung vertreten, dass ein degenerativ verbrauchtes Gelenk nicht mehr regenerationsfähig ist. Diese Aussage ist glatt falsch. Ich betreue viele Patienten, die ohne die Behandlung mit Neyarthros und Neychondrin der Firma VitOrgan gar nicht mehr gehen könnten. Einige kommen einmal pro Jahr und machen eine Kur, andere, meist jüngere, brauchen nur eine einzige Serie von zehn Injektionen, um wieder einsatzfähig zu werden.

Herr Marian K. ist Handballer. Er war Stürmer in der Solinger Mannschaft, die in der Bundesliga spielte. 2003 wurden die Schmerzen in der rechten Schulter so heftig, dass ärztlicherseits eine Arthroskopie angeordnet wurde. Das Ergebnis war verheerend, denn der Knorpel war bis auf wenige Stellen völlig verschlissen. Die bittere Diagnose des Arztes: „Du wirst nie wieder spielen." Für ihn brach eine Welt zusammen. Als er von dieser Regenerationstherapie hörte, war er zunächst skeptisch, aber nach vier Spritzen konnte er sich bereits schmerzfrei bewegen und vorsichtig wieder trainieren. Nach zehn Spritzen und drei SOL-Injektionen des gleichen Mittels war er wieder voll einsatzfähig. Er spielt in der Nationalmannschaft der Polizei, uneingeschränkt. – Das macht Spaß!

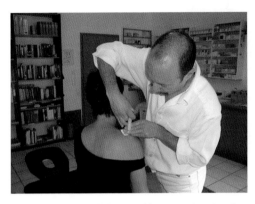
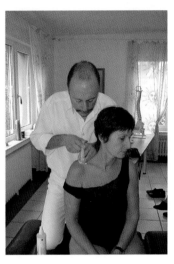

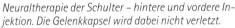
Neuraltherapie der Schulter – hintere und vordere Injektion. Die Gelenkkapsel wird dabei nicht verletzt.

Frau K. aus Remscheid war ein schwierigerer Fall. Als Diabetikerin (Typ 2) mit einem Alter von über 60 Jahren ist die Regenerationsfähigkeit nicht mehr so toll. Ihre Knie waren dick, voller Ödeme. Sie konnte kaum noch gehen und schon lange keine Treppen mehr steigen. Nach einer Serie von Aufbau-Spritzen schrieb sie mir am 10.12.1998 folgenden Zeilen:
„Ich möchte mich ganz herzlich bei Ihnen für meine neue Lebensqualität bedanken. Ich hatte schon nicht mehr daran geglaubt, mit meinen Enkeln im Schnee toben zu können. Alles das haben wir gemacht. Den Rest der geringen Schmerzen werden wir beide (Sie und ich) auch noch wegbringen. Ich wünsche Ihnen und Ihrer Familie frohe Weihnachten und ein gutes Jahr 1999. Ihre I.K."
Da lacht das Herz... für die Oma... und für die Enkel, die mit ihrer Oma Spaß hatten.

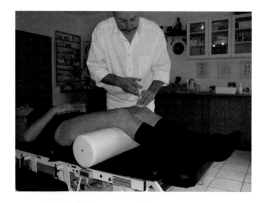

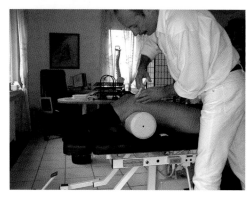

Knie-Behandlung nach den Regeln der Neuraltherapie nach Huneke: Die Gelenkkapsel wird dabei nicht verletzt.

Weniger Glück hatte Herr Torsten M., der als Sportler kleine (medizinisch: benigne) Knie-Probleme hatte. Er wurde arthroskopisch „operiert". Danach hatte er allerdings im linken Knie ständig Wasser-Ansammlungen, die immer wieder punktiert wurden, als ob das Knie ein Behälter wäre, den man einfach leeren kann.

Nach mehreren Punktierungen bekam er „echte" Knie-Probleme und wünschte sich die Anfangsprobleme wieder. Zu spät!

Kalkablagerungen in den Gelenken auflösen – ohne OP und Stoßwellen

5. Nigersan

Als fünftes Mittel benutze ich Nigersan. Es handelt sich um eine Dilution der Firma Sanum in Hoya, die einen kleinen Pilz, den Aspergillus Niger, enthält. Nigersan basiert auf den Arbeiten des genialen Biologen Prof. Günther Enderlein. Der Aspergillus-Pilz ist ein obligater Mitbewohner unserer Zellen. Das bedeutet, dass er **immer** da ist. Er befindet sich sogar in der Keimzelle.

Soweit, so gut. Bei intaktem Stoffwechsel bleibt er ruhig und hat sicherlich auch einige günstige Wirkungen, aber wehe, das Milieu wird säurehaltig, denn dann mutiert der Aspergillus und fängt an, „mit Kalk zu spielen". Er kann überall im Körper Kalk anlagern und ist unter anderem derjenige, der bei der Tuberkulose die Lungen-Herde in Kalk-Kugeln abkapselt. Aspergillus lagert zum Beispiel sehr gerne Kalk an den Gelenken ab, und dazu gehört auch die Schulter .

> **Kalkablagerung hat also immer mit vorhergehender Übersäuerung zu tun.**

Wenn die Kalk-Ablagerungen groß sind, versucht die universitäre Medizin, sie mit Stoßwellentherapie zu zertrümmern, aber das ist nicht immer möglich, und wenn, trifft diese Therapie niemals die Ursache.
Ein guter Bekannter von mir ist, wie vor ihm schon sein Vater, Masseur in Langenfeld, ganz in unserer Nähe. Eines Tages rief er mich ganz aufgeregt an. Er hätte starke Schmerzen in der linken Schulter gehabt und deswegen einen ihm gut bekannten Chirurgen, mit dem er zusammenarbeitet, besucht. Das Ergebnis der Röntgenaufnahme ließ keinen Platz für Zweifel: Eine Kalkablagerung von der Größe eines Daumens lag mitten in der Schulter und behinderte die Bewegung. Die Therapie war für den Chirurgen klar. Er wetzte bereits das Messer. Nur mein Kumpel ist eben Masseur und behandelt viele Leute **nach** Operationen. Daher wusste er, dass er guten Grund hatte, alles daran zu setzen, eben nicht operiert zu werden.

Nun wendete er sich an mich, ob ich nicht einen Tipp hätte. Es wurde mein erster großer Erfolg. Nach nur fünf Injektionen fühlte er sich so gut, dass er es wagte, zur Überprüfung zum Chirurgen zu gehen.

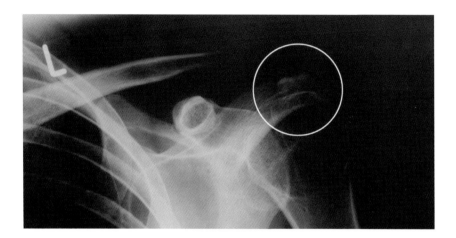

Röntgen-Aufnahme vor Behandlung

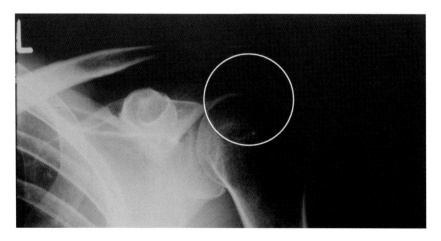

Röntgen-Aufnahme nach Behandlung. Der Kalk-Klumpen ist weg!

Dieser machte eine erste Röntgen-Aufnahme... und dann sofort eine zweite, weil die erste nichts geworden war, es gab keinen Kalk mehr. Aber auch die zweite Aufnahme ergab dieselben Ergebnisse. Das Gerät war nicht defekt, also war der Kalk-Klumpen einfach weg. Der Chirurg konnte es nicht glauben. Das ist neun Jahre her. Der Masseur hat nie mehr Probleme bekommen und ich weiß, dass er viel arbeitet und seine Schulter täglich stark beanspruchen muss.

Solche Bilder sind eine „kleine" Sensation:

> **Es ist, meiner Kenntnis nach, der erstmalige und eindeutige Beweis, dass Kalk aus den Gelenken ohne Operation und ohne Stoßwellentherapie entfernt werden kann – und zwar völlig natürlich.**

Diese Erfahrung habe ich in den darauffolgenden Jahren sehr oft machen dürfen. Mein Dank an Herrn Prof. Enderlein im Namen aller Patienten, die dieses kleine Wunder erleben durften.

Das ist echte Naturheilkunde, wie immer ohne Nebenwirkung, ohne Schnitt, ohne Narbe, ohne Antibiotika, ohne negative Folgen. Das ist echte Medizin. Und wie hieß es noch? Ja, richtig: Medizin **ist** einfach!

Tipps für die Kollegen: Ich injiziere immer Nigersan mit Citrokehl gemischt. Citrokehl ist eine Dilution der Zitronensäure. Vereinfacht gesagt, nimmt Citrokehl kurzfristig die lokale Übersäuerung, und Nigersan führt den Aspergillus Niger in seinen Urzustand zurück. Somit wird das Gelenk vom überschüssigen Kalk befreit. Gelegentlich füge ich ein Präparat hinzu, um die Lymphe zu bewegen (Ginko von der Firma Syxyl oder Lymphdiaral von der Firma Pascoe) und eventuell Betula Folium von der Firma Abnoba, um die Beweglichkeit zu verbessern.

Nachwort zur Neuraltherapie

Grundsätzlich lässt sich die Neuraltherapie überall im Körper anwenden. Wunder gibt es allerdings nicht alle Tage. Wie heißt es? Das Unmögliche wird sofort erledigt, für Wunder muss man bis morgen warten können. Aber diese Geschichte zeigt wieder einmal, dass Medizin einfach ist. Und das gefällt mir total gut.

Die Magnetfeldtherapie und der Sinn des Lebens

2003 veröffentlichte die Zeitschrift „7 Tage Ratgeber" einen doppelseitigen Artikel mit dem Titel „Arthrose? Die neue Heilkunst der Ärzte – Verschlissener Knorpel kann heute nachwachsen oder ersetzt werden." Es ging um das berühmteste Krankenhaus Deutschlands, die Charité in Berlin. Dort sollen die Behandler mit Verblüffung festgestellt haben, dass man mit Hilfe elektromagnetischer Schwingungen Knorpel in kranken Gelenken wieder wachsen lassen könne. Adresse und Telefon-Nummern der behandelnden Ärzte waren angegeben.

Für mich war es interessant, weil diese Information in der biologischen Medizin seit Jahrzehnten bekannt ist.

Wir wissen u.a. durch die Arbeiten von Dr. Ludwig und auch Robert O. Becker seit über 20 Jahren, dass sich Gewebe unter dem Einfluss von Magnetwellen regenerieren und seine „ideale" Form wiedererlangen kann. Es passiert genau wie bei einem Salamander, der ein Bein verloren hat und es innerhalb kurzer Zeit „rekonstruiert" (und zwar mit allem drum und dran, Haut, Muskeln, Adern, Nerven etc.). **Unter dem Begriff unserer „idealen" Form verstehe ich die unversehrte, vollkommene Funktionsfähigkeit,** die unsere Natur für uns vorgesehen hat, das, was man im Volksmund „als ich 20 Jahre alt war" nennt. Im Klartext: Wirklich der Idealzustand unserer individuellen Natur.

Becker hat auf eine völlig neue Weise bewiesen, dass Embryonalzellen (auch Krebszellen sind „Embryonalzellen", s. mein Buch „Zukunft ohne Krebs") sich wieder in „Normal"-Zellen (der Mediziner sagt: „differenzierte Zellen") verwandeln können. Damit hat er bereits damals einen Hinweis für den Unsinn von Chemotherapien geliefert.

Wir forschen in die falsche Richtung! Viel wichtiger wäre es, seine Arbeiten weiterzuführen und die nebenwirkungslose Reparatur des Körpers zu erforschen.

Der Bauplan des Lebens

Diese fehlerlose vollkommene materielle Ausführung unseres individuellen Ichs kann nur erreicht werden, wenn unser Körper ein exaktes Abbild unseres individuellen Bauplans wird.

> **Die Materie ist nur der Spiegel
> dieser zugrundeliegenden Informationen.**

Eingeschränkt denkende heutige „Wissenschaftler" wollen uns weismachen, dass der Bauplan des Lebens in den Genen zu finden sei und sorgen dafür, dass unsere gesellschaftlichen Institutionen Kredite für fruchtlose und gefährliche Experimente bewilligen.

> **Der Bauplan ist niemals in den Genen verankert.
> Der Bauplan kann nicht materiell sein.**

Im Buch „Zukunft ohne Krebs" habe ich erklärt „Was sind wir?". In Kurzform:
- 70 % Wasser im Körper und 30 % Zellen. Also sind „wir" nur 30 % dessen, was wir im Spiegel morgens beim Waschen sehen.
- Innerhalb dieser Zellen gibt es aber wiederum 80 % Wasser, also sind wir bei 6 % Materie angelangt.
- Mehr als die Hälfte dieser „Materie" sind Mikroorganismen, die eigentlich nicht zu uns gehören, also bleiben 3 % übrig!
- Und dieser kleine Rest (ca. 100.000 Makromoleküle pro Zelle) wird 10.000-mal im Zell-Leben ausgetauscht.

Damit wird es schwierig, der materiellen Doktrin zu folgen.
Die Erklärung ist anders. Dr. Becker hat beim Salamander die elektromagnetischen Schwingungen gemessen, die die materiellen Bausteine zum neuen Organ verdichten.

> **Der Geist schafft und formt die Materie!**

Der Gedanke ist überhaupt nicht neu. Die Materie **ordnet** sich nach einem Bauplan, der **nur** immateriell sein **kann.** Schon Karl Huter sprach von Kraftordnung und erklärte, wie die Form eines Gesichtes und eines Körpers die innere Einstellung widerspiegelt. Die anthroposophische Medizin mit Rudolf Steiner geht von „ähnlichem" Gedankengut aus. Weiterhin ist die „Antlitz-Diagnostik" für den wissenden Therapeuten eine sehr zuverlässige Informationsquelle. Der Magenkranke hat andere Gesichtszüge als der Nierenkranke. Mein Kollege, der Heilpraktiker H.-D. Bach hat der Antlitzdiagnostik mit seinen hervorragenden Bilderbüchern (siehe Anhang) ein Denkmal gesetzt. Schauen Sie sich diese Bücher nur fünf Minuten an, und Sie werden sehen, dass die Form nicht von den Genen vorgegeben sein kann, denn die Gene sind ein ganzes Leben lang gleich, die Form aber nicht.

Wenn diese Erklärungen zu abstrakt erscheinen, erinnere ich an die wunderbaren Arbeiten von Professor Theurer. Dieser Mann hat um ca. 1950 die Basis der VitOrgan Regenerationstherapie erarbeitet. Sie haben gerade im Kapitel Neuraltherapie (4. Mittel – Neyarthros) gelesen, wie im wahrsten Sinne **wunderbar** dieses Mittel wirkt. Neyarthros beinhaltet Teile jugendlicher Knorpelzellen. **Theurer hat aber die Hüllen und den Kern dieser Zellen, also die gesamte Genetik, ausgesondert und entfernt.** Was bleibt denn dann übrig von dieser Zelle? Es ist das, was ich die „Suppe innerhalb der Zelle" nenne. Ein Biologe nennt es Kolloid, also eine nicht homogene Lösung, auch Protoplasma. Das wahrscheinlich wichtigste in dieser „Suppe" ist das Wasser. Es sind die o.g. 80 %, aus denen die Zelle besteht.

Und jetzt kommen wir zum echten Kern der Sache. Dr. Ludwig hat die Speicherfähigkeit des Wassers physikalisch erklärt und bewiesen. Es sind elektromagnetische Schwingungen, die im Zell-Wasser gespeichert sind.

> **Das ist unser Ursprung, unser „ich". Diese Informationen sind das Original unserer materiellen Erscheinung, der Bauplan, die Partitur, nach der wir schwingen und „leben".**

Es würde den Rahmen dieses Buches bei weitem sprengen, diese Ideen auszubreiten, und ich bin auch persönlich keinesfalls in der Lage, diese Sachverhalte im Detail zu erklären. Ich möchte aber für den interessierten

Leser ein paar Hinweise weitergeben, denn meine Aufgabe ist es, Denkanstöße zu geben und mit einfachen Worten in Ihrem Kopf Türen zu öffnen.
Mehrere Physiker, u.a. Dr. Wolfgang Ludwig, haben erklärt, dass Gene eigentlich nichts anderes sind als Hohlkörper, die magnetische Wellen senden und
empfangen. Gene verändern auch ständig ihre Form, indem sie sich krüm-
men und strecken. Damit stellen sie sich auf verschiedene Frequenzen ein.
In blumiger Bildersprache möchte ich diesen Sachverhalt folgendermaßen
erklären: Gene sind wie Musikinstrumente, sie sind aber nicht die Melodie
des Lebens. **Und es geht hier nicht um die Oboe oder das Fagott, sondern
es geht es um die Partitur.** Sie können die gleichen Noten aus einer Geige
oder einem Saxophon herausbringen. Durch das „Timbre" des Instruments
wird es sich etwas anders anhören, es ist aber dieselbe Grundinformation.
Und jetzt denken Sie kurz über unsere Forschung nach, die an der Flöte her-
umbastelt und hier und da noch ein Loch nachbohrt... und über unsere Forscher von der University of Illinois in Chicago, die gerade herausgefunden
haben, dass die Gene der Krebszellen kompakter, wesentlich dichter gepackt
sind als bei normalen Zellen (Quelle: Rheinische Post 23.03.2005)... könnte es nicht sein, dass sie eine andere Stimmfrequenz haben?

Stellen Sie sich weiter vor, irgendein Affe findet eine Klarinette. Er wird sie
wahrscheinlich als Hebel benutzen, um Steine ins Rollen zu bringen, aber
sicherlich nicht „Petite Fleur" darauf spielen. Er wird aber überzeugt sein,
einen ganz wunderbaren Hebel gefunden zu haben und dem Rat der Affen
Vorträge darüber halten, wie toll er sich benutzen lässt.
Unsere Forscher haben in den ersten Tagen, nachdem „das Genom geknackt wurde", ganz erstaunt zur Meldung gegeben: „Die Gene eines Regenwurms und die
des Menschen stimmen zu mehr als 90 % überein". Klar doch! Das eine ist ein
Piccolo, das andere ist eine Bassflöte. Aber es geht um die Musik, um unsere
individuelle Musik, und die haben unsere „Gelehrten" noch nicht gehört.

Dieser Gedankengang erklärt, warum die allererste menschliche Eizelle nach
der Befruchtung ca. 20 Minuten anscheinend „nichts" tut. Sie wird „gela-
den" mit der immateriellen Information. Der Informatiker in mir würde sagen: Es gibt einen „Download" vom „Server", wobei ich mich auf die Frage,
wer bzw. wo der Server, also die Quelle, ist, nicht einlassen möchte.

Dieses Modell erklärt das „blaue Licht", von dem genialen Physiker Professor Popp gemessen, das eine sterbende Zelle ausstrahlt, während sie ihre „Partitur" an eine juvenile, neue Zelle überträgt. Davon abgesehen weiß jeder Mediziner, dass jede Sekunde Millionen von Zellen zugrunde gehen und genauso viele in der richtigen Struktur neu gebildet werden. Dr. Ludwig: „Dazu sind chemische (enzymatische) Prozesse viel zu langsam. Vielmehr muss die Umstrukturierung mit Lichtgeschwindigkeit erfolgen."

Dieser Gedankengang erklärt, warum der Knorpel mit dem Produkt Neyarthros so wunderbar wieder wächst, was ich in meiner Praxis hunderte von Malen erlebt habe. Die Information zum Knorpelwachstum ist in diesem Produkt unversehrt. „Die Musikinstrumente des Patienten bekommen neue Arbeits-Anweisungen, eine neue Spiel-Partitur."

Und die Medizin ist doch eine echte Kunst und keine Wissenschaft!

So erklären sich die Erfolge der Ärzte in der Charité in Berlin. Ich freue mich über ihren Erfolg. Die im Artikel vermerkte Telefonnummer habe ich selbstverständlich angerufen. Ich wurde mehrmals verwiesen und konnte endlich mit einer zuständigen Ärztin sprechen. Sie erklärte, dass sie zwei Frequenzen benutzen, und zwar 4 Hertz und 12 Hertz. Die erste Frequenz bei Gelenk-Entzündungen (Arthritis), die zweite bei Abbau-Prozessen (Arthrose). Die Besprechung war sehr kurz. Ich sagte ihr, dass Dr. Ludwig seit Jahrzehnten andere Frequenzen benutzen würde und seine Erfahrungen weitergegeben hat. (Auch die deutsche Olympia-Mannschaft im Fechten wird durch Therapeuten betreut, die mit den durch Dr. Ludwig entwickelten Geräten der Firma AMS arbeiten.) Auf meine Frage, ob sie daran interessiert sei, die Frequenzen zu erfahren, mit denen so viele Patienten seit so langer Zeit erfolgreich behandelt werden, antwortete sie kurz und bündig mit „Nein".
Ich kann nur sagen: „Gott behüte die Patienten, die sich in die Hände solcher Therapeuten begeben müssen."

Welche Rolle spielen denn die Gene?

> Es war ein grober Fehler zu denken, dass die Sonne sich um die Erde dreht. Genauso ist es ein grober Fehler zu glauben, dass unsere Gene unsere Materie bestimmen können.

Nein! Nicht wir bestimmen unsere Umgebung, sondern unsere Umgebung formt uns. Wir sind das Ergebnis von Milliarden von Jahren der Anpassung an die irdischen Verhältnisse. Die Giraffe hat nicht einen langen Hals, weil es schön ist, sondern um ihre Nahrung in den Bäumen erreichen zu können. Die Notwendigkeit lässt den Wunsch entspringen, und der Wunsch sorgt dafür, dass die Materie eines Tages demnach geformt wird.

Dr. Joachim Bauer hat in seinem Buch „Das Gedächtnis des Körpers" einprägsam dargestellt und naturwissenschaftlich nachgewiesen „wie Beziehungen und Lebensstile unsere Gene steuern".

Unsere Gene passen sich also ständig unseren Absichten an, damit wir in die Lage versetzt werden, das zu erleben, was wir wünschen!
Das ist das, was Physiker als „finale Prozesse" bezeichnen, wobei die Zukunft die Gegenwart steuert. Solche Möglichkeiten sind echten Wissenschaftlern gut bekannt.

Charles Darwin hat 1859 geschrieben: „Sich vorzustellen, dass das Auge mit all seinen einzigartigen Vorrichtungen zur Akkomodation, Adaptation, zur Korrektur der sphärischen und chromatischen Aberration durch natürliche Auslese entstanden sein könnte, scheint, wie ich frei gestehe, im höchsten Maße absurd." Er hat berechnet, dass dies **nur möglich gewesen wäre, wenn seit der Entstehung des Universums (vor etwa 10^{17} Sekunden!) etwa jede Sekunde 10^{13} Mutationen am Auge geschehen wären!**

Die Konsequenz liegt auf der Hand. Unsere Evolution war immer eine zweckgebundene, zielgerichtete natürliche Entwicklung, wobei der Faktor Zufall ausgeklammert wurde. Es gibt keinen Zufall!

Wie hieß es so schön im Talmud: „Achte auf Deine Absichten, denn sie werden Deine Gedanken, achte auf Deine Gedanken, denn sie werden Deine Worte, achte auf Deine Worte, denn sie werden Deine Handlungen......"
Also steuern unsere Absichten, unsere Herzwünsche für die Zukunft unsere jetzigen Handlungen. **Die Zukunft prägt die Gegenwart.**
Trotzdem gibt es in der Schulmedizin noch nicht einmal Denkansätze, in denen hieraus Konsequenzen gezogen werden. **Und daran können Sie die bodenlose Gedankenlosigkeit der Gentechnologie ermessen.**

Mit der Gentechnologie verändert der Mensch erstens auf der materiellen Ebene die natürliche genetische Anpassung an die Umgebung, ohne die Umgebung zu verändern. Ergebnis sind Pflanzen und Wesen, die gar nicht in diese Welt hineinpassen, Chimären aus dem Reagenzglas.

Mit der Gentechnologie vergewaltigt der Mensch auf der spirituellen Ebene die Absichten der geänderten Pflanzen und Wesen, die somit ihre Ziele gar nicht mehr erreichen können.

Damit kann niemals Harmonie hergestellt werden.

Die Gentechnologie ist abzulehnen, denn sie kann uns nur Leid zufügen. Die richtige Haltung ist, die natürliche Ordnung wieder herzustellen, damit Geist, Herz und Bauch wieder in Einklang kommen.

Gedankensammlung zur Magnetfeldtherapie
Die Magnetfeldtherapie ist eine Informationstherapie. Sie arbeitet auf einer energetischen Ebene. Viele Kulturen kannten in der Vergangenheit eine Medizin, die unserer heutigen blinden Notfall-„Schulmedizin" haushoch überlegen war.

Die Chinesen haben erklärt, wie die „Qi"-Energie die Materie steuert. Sie haben die immateriellen Energiebahnen als Meridiane beschrieben. Meister des Qi-Gong sind in der Lage, diese Bahnen bei Patienten zu „sehen", wie die Katze in der Lage ist, Licht ab 3 Photonen zu sehen, wobei das ungeschulte

---

menschliche Auge Licht erst ab 100 Photonen wahrnimmt. So können sie Energieblockaden feststellen und sichere Wege zur Genesung weisen. Energiebahnen brauchen im Körper nicht mehr materielle Träger als der Blitz beim Gewitter. Daher ist der stumpfe Vorwurf gegen die traditionelle chinesische Medizin, diese Bahnen würden nicht „existieren", einfach dumm. Therapeuten, die sich mit der Materie befassen, wissen um die Kraft der Tai-Chi- und Qi-Gong-Bewegungen. Sogar die alten kommunistischen Haudegen der chinesischen Kultur-Revolution mussten diese individuelle Therapieform wieder anerkennen, allerdings erst, als sie persönlich krank wurden. Die alten Meister wurden zum persönlichen Schutz wieder gerufen. Deng Xiao Ping ist deswegen so alt geworden. „Erst das Fressen, dann die Moral..." wusste schon Bertolt Brecht. Für das Überleben waren die „großen Kommunisten" bereit, ihren Ideologie über Bord zu werfen. Wehe, der kleine Mann wagt so etwas...

Die Magnetfeldtherapie ist genauso eine Informationstherapie wie die Homöopathie. Man wusste, dass die Homöopathie wirkt, wusste aber nicht, warum, bis Physiker mittels eines Massenspektrometers in einer C200-Dilution dieselben energetischen Schwingungen feststellten wie in der Ursubstanz. Hier ist das Buch von Dr. Ludwig „Informative Medizin" zu empfehlen. Diejenigen, die heute die Homöopathie als nicht wissenschaftlich bewiesen verwerfen, können entweder nicht lesen oder es fehlt ihnen der Mut, physikalische Fakten anzuerkennen. Es ist logisch, dass die Homöopathie nicht immer gleich wirkt. Es ist eine Informationstherapie, und nicht für jeden passen dieselben Informationen. Der Schnupfen von Frau Müller ist eben nicht ganz gleich wie der von Frau Meier. Es geht um Individuen, die in ihrer Ganzheit betrachtet und verstanden werden müssen.
Für einen Kortison-Verschreiber werden diese Feinheiten allerdings unverständlich bleiben.

Einige Fakten und Zitate zum Nachdenken:
Alle Säugetiere haben eine Hypophyse, und alle diese Hypophysen haben eine Eigenschwingung von 7,8 Herz. Das ist auch die Eigenfrequenz der Erde, die sogenannte Schumann-Frequenz von 7,83 Herz! Alle Lebewesen sind also in der Frequenz von „Mutter Erde" getaktet.

Die Hypophyse bildet viele Substanzen, u.a. Melatonin. Die Steuerung erfolgt nicht nur nach der Lichtrezeption auf der Netzhaut, wie oft gesagt wird, sondern besonders nach dem täglichen zyklischen Muster des Magnetfelds der Erde. Dazu Dr. Robert O. Becker: „Die Melatonin-Ausschüttung des Menschen kann willkürlich verändert werden, indem man ihn einem stabilen magnetischen Feld von der Stärke des geomagnetischen Feldes der Erde aussetzt."

Dr. Robert O. Becker: „Es zeigt sich, dass sich die Lebewesen im Laufe von zwei Milliarden Jahren der Evolution die beiden Teile des elektromagnetischen Spektrums zunutze gemacht haben, von denen sie sicher sein konnten, dass sie immer verfügbar sind:

Das **geomagnetische Feld** und das **sichtbare Licht!**

So betrachtet ist die Tatsache, dass das Leben besondere Organe entwickelt hat, um das geomagnetische Feld zu spüren und ihm zeitsteuernde Informationen zu entnehmen, nicht überraschender als die, dass es besondere Organe ausbildete, um das Licht wahrzunehmen und als Informationsquelle zu benutzen."

Jede Zelle besitzt magnetisierbares Material, besonders allerdings unsere Gehirnzellen. Somit sind unsere Zellen in der Lage, magnetisch untereinander zu kommunizieren und auch die Informationen aus dem All wahrzunehmen.

Die Quantenphysik hat bewiesen, dass Schwingungsquanten der Materie übergeordnet sind und diese steuern. Anders gesagt: Die Materie ist nichts, die Energie ist alles. Es ist eigentlich unsinnig, den Körper auf der materiellen Ebene heilen zu wollen.

Dr. Carlo Rubbia (Atomphysiker, Nobelpreis 1984): Er berechnete die **Naturkonstante** als Verhältnis von Masseteilchen (Materie) zu den steuernden Energieteilchen:

$1 : 9,746 \times 10^8$

anders gesagt:

ca. 1 : 1 Milliarde

Warum befassen wir uns mit dem Milliardstel der Wirklichkeit, nämlich der Materie?

Ich musste lächeln, als ich die rot-blau-gelbe tibetische Flagge sah und die Erklärung las: „Der rationale Osten trifft den emotionalen Westen".

In der Tat ist die Denkweise der alten Asiaten wirklich rational, während wir uns irrational am Strohhalm Körper bzw. Materie festhalten, als ob uns das Sicherheit verschaffen könnte. Wir verhalten uns kopflos wie Ertrinkende.

Also können wir jetzt neu definieren:
Was ist Kranksein? Verliert man seine eigene Frequenz, seine eigene Ordnung, so wird man krank.

So erging es den ersten Kosmonauten in ihrer Raumkapsel, bevor sie später durch Magnetfelderzeugende Geräte „künstlich" mit Erdfrequenzen versorgt wurden. Wir können ohne Mutter Erde nicht leben. Wir sind Teil der Erde, und sie ist Teil von uns.

Was ist Gesundheit bzw. Gesundung? Gesundung ist daher ganz einfach das Wiedererlangen der Eigen-„Urschwingung".

Das ist „In der eigenen Mitte sein", die Voraussetzung für das „Alles fließt" der alten Griechen. Und wenn gar keine Verkrampfungen, Ängste und Aggressionen mehr da sind, keine körperlichen oder geistigen Störungen, wenn sich die innere Gewissheit breit macht, Teil des Universums zu sein, so kann man vielleicht sogar das Nirwana der Hindus erreichen.

Mir fällt dazu das Zitat von Nobelpreisträger Warburg auf die Frage ein: „Was ist Nahrung?" Er antwortete: „Die Aufnahme von Ordnung". Also bedenken Sie: Der Mensch ist, was er isst. Mit unnatürlicher Nahrung stört man diese innere Ordnung gewaltig und nachhaltig. Das menschliche System muss diese Gifte körperlich und auch noch auf der Ebene der Schwingungen bewältigen, wie das Wasser nicht nur materiell gefiltert, sondern auch von negativen Schwingungen befreit werden muss, damit es wieder rein ist.

Die Chinesen waren uns mit ihrer energetischen Medizin also in der Tat weit überlegen. Das Buch „Qi-GongWunder" von Meister Hong-Liu gibt einen kleinen Einblick. Es beschreibt Fälle von Patienten, die von der westlichen Medizin aufgegeben wurden und mit Disziplin und Qi-Gong-Übungen genesen konnten. Auch Dr. Deepak Chopra gibt in seinen Büchern ähnliche Gedanken weiter. Interessant ist die Tatsache, dass diese beiden Menschen zuerst als Schulmediziner ausgebildet wurden. Dr. Chopra arbeitete sogar an der weltberühmten Mayo-Klinik in den USA, wo König Hussein von Saudi-Arabien, sicherlich einer der mächtigsten und reichsten Männer der Welt, sein Krebsleiden erfolglos behandeln ließ. Beide Ärzte kehrten dieser Sackgassen-Medizin den Rücken und besannen sich auf Qi-Gong bzw. Ayurveda. Beide besitzen heute Kliniken in Amerika, dem Land, das am meisten Aufklärungsarbeit benötigt.

Die „informative Medizin" – um den Begriff von Dr. Ludwig wieder zu benutzen – ist nach meiner Erfahrung und Überzeugung DIE Medizin der Zukunft.

Der Arzt der Zukunft wird kein Chemiker mehr sein, sondern Physiker!

Bis wir allerdings so weit sind und „berührungsfrei" den Körper und die Seele heilen können, benutze ich weiterhin das alte treue Arbeitspferd der Erfahrungsmedizin: Die angewandte Biologie mit allen ihren Möglichkeiten, wie Naturtherapeuten es tun.

Es funktioniert so gut, dass ich mir erlauben kann zu schreiben:
Medizin ist einfach!

Chinesische Bewegungslehre Tai-Chi und Qi-Gong

Aus dem Kapitel über die Magnetfeldtherapie ergibt sich, wie weit der Ansatz der traditionellen chinesischen Medizin dem der heutigen westlichen Medizin überlegen ist! Lichtjahre sind das! Natürlich würde ich beim offenen Beinbruch keinen Akupunkteur aufsuchen, dafür ist unsere Notfall-Medizin ideal. Bei chronischen Erkrankungen ist allerdings die Wirkung chinesischen Bewegungslehre als Zusatz zur biologischen naturheilkundlichen Medizin geradezu verblüffend. Das Öffnen der Meridiane, dieser für das ungeschulte Auge unsichtbaren Energiebahnen, beschert dem Übenden einen freien Lauf der natürlichen Kräfte.

Wenn Sie Qi-Gong oder Tai-Chi erlernen, anstatt in einem „Fitness-Studio" Eisen zu stemmen oder auf einem Laufband vor einem Fernseher wie eine Ratte im Laufrad zu laufen, dann brauchen Sie die Anatomie des Körpers nicht zu verstehen. Sie werden die Kraft der wiedergewonnenen Vitalität **erleben.** Allerdings brauchen Sie dafür Zeit und Disziplin. Am Anfang fühlt es sich an wie Gymnastik für zu Hause, später – je nach Begabung vielleicht erst nach Monaten oder Jahren – kommt die Wahrnehmung der Energie dazu. Das Schöne dabei ist, dass die Energie fließt, egal ob Sie es spüren oder nicht und dass Sie die einfachen, einmal gelernten Übungen immer bei sich haben. Sie können jederzeit an jedem Ort üben, denn Sie brauchen keinerlei Einrichtungen. Ich übe jeden Morgen auf dem Rasen draußen und begrüße dabei die Natur, tagsüber in meiner Praxis, wenn ein Patient sich verspätet hat und abends vor dem Schlafengehen, egal, wie spät es ist.

Ich habe einige Geschichten von Patienten gehört, die quasi aufgegeben wurden und wieder Kraft durch diese Bewegungslehre fanden. Ich wünsche Ihnen dabei viel Freude. Es gibt hierzu Mengen an Literatur (siehe Anhang) und überall Dozenten.

Nachwort

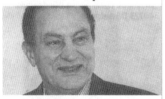
Stellen Sie sich mal vor, Herr Mubarak wäre nicht operiert worden, sondern durch einen Ackermann-Chiropraktiker wieder schmerzfrei und hergerichtet!

Herr Fischer hätte nicht mit ihm über Gesundheit geredet, sondern über die Themen der Außenpolitik.

Das wäre doch besser, oder?

In diesem Sinne wünsche ich Ihnen alles Gute. Wenn meine Worte über die heutige Medizin hart waren, so soll es ohne Aggression sein. Es geht mir immer um die Patienten, um die Kranken, um das Verständnis.

Das nächste Buch wird von Ihrem Blut berichten. Seien Sie gespannt! Herzlichst Ihr

Jean-Claude Célestin Alix

Anhang

Antwort auf den Artikel im „Stern" und die bodenlose Diskriminierung von Chiropraktikern „Reißen bis die Schwarte kracht", von Herrn Rolf-Herbert Peters (Stern 21/2002 Seite 208ff.)

Eigentlich würde dieser Artikel bereits vom Titel her besser in die Bild-Zeitung passen. Die Bild-Zeitung recherchiert allerdings besser.

Auf zwei Seiten wird eine Therapie durch den Kakao gezogen, die, richtig angewandt, seit Jahrhunderten Menschen von Wirbelsäulenproblemen ursächlich und vollständig befreit. Die unsachkundigen Äußerungen sind objektiv nicht haltbar.

Was passiert, wenn ein Mensch einen Auffahrunfall erleidet, die Treppe herunterfällt, vom Fahrrad stürzt oder sich ganz einfach verhebt?
Diese Problematik wird von den sogenannten Experten gar nicht behandelt. Die Menschen bekommen ihre Diclofenac-Schmerz-Spritze, und einige Therapeuten schämen sich nicht mal, Kortison bis in den Rückenmarkskanal zu verabreichen, wohlwissend, dass keine dieser Therapien an der Ursache der Problematik ansetzt und keine je eine Heilungschance bietet. Man hofft darauf, dass die Schmerzen solange unterdrückt werden, bis das Nervensystem diese schmerzende Region von der Verbindung zur Großhirnrinde, also zum Bewusstsein, trennt.
Diese Patienten kommen in unsere Praxen und können jedes Mal von einer Odyssee berichten: So viele Spritzen, so viele Röntgen-Aufnahmen, so viele CTs und so viele Behandlungen, ambulant und stationär; einige werden operiert, die Wirbelsäule wird an der Nervenwurzel erweitert (fenestriert), damit der Nerv mehr Freiraum bekommt.

Letztendlich hat man ihnen gesagt „Sie müssen mit dem Schmerz leben", oder „Sie sind völlig verschlissen" (sogar bei 25-jährigen Patienten!) oder „Sie sollten sich nicht so anstellen und eine psychologische Beratung in Anspruch nehmen". Die Menschen haben aber unkontrollierbare Schmerzen und brauchen Hilfe. – Und sie kommen dann zu uns mit ihrem Stapel an Unterlagen.

Hier setzen wir, die Chiropraktiker, an, und zwar ursächlich und überlegt. Das Erste, was man sich merken muss, ist: „Eine mechanische Problematik kann nur mechanisch behoben werden". Wenn Sie eine Beule am Auto haben, gießen Sie auch kein Schmerzmittel darauf!

Die Anamnese ist wichtige Grundlage: Wie entstand die Problematik? Wie verläuft der Schmerz? Dann kommt die Inspektion: Wie steht dieser Mensch? Wie geht er? Welche Bewegungen verursachen Schmerz?
Dann kommt die Palpation und damit die exakte Lokalisation der fehlplazierten Wirbel. Viele Patienten bringen keine Röntgenbilder mit und wenn, dann sind sie meist nur begrenzt verwertbar, weil nur in einer Ebene aufgenommen.

Am Ende dieser Phase wissen wir genau, was zu tun ist. Es geht nur noch um das Können.

Hier scheiden sich die Geister. Es ist natürlich publikumswirksam, wenn der Artikel vom Stern damit anfängt, die Geburtsstunde der Chiropraktik mit einer Ohrfeige zu datieren. Es muss Blut fließen, damit die Menge brüllt.
Nein, bei vernünftigen und verantwortungsbewussten Chiropraktikern wird weder „gerenkt" noch gehauen, sondern sanft reponiert. Das heißt sanft in die natürliche Position zurückgebracht.
Hier kommt der zweite Satz, den man sich merken soll: Die Naturheilkunde hat sich auf die Fahne geschrieben „zuerst nicht schaden".
Es gibt Griffe, die das erlauben – nur können müsste man sie. Dr. Ackermann in Stockholm zum Beispiel hat solch einen Weg gezeigt und gelehrt. Ich kann mir hier nach über 10.000 Behandlungen ein Urteil erlauben. Besonders alte Patienten mit Osteoporose, die sonst wegen des Risikos keiner behandeln will, sind tief dankbar für die Hilfe, die einige unter uns Therapeuten im Hippokrates-Eid versprochen haben, aber nicht halten. Viele Ärzte schicken mir ihre Patienten, wenn sie sehen, dass ihre Kollegen an ihre Grenzen stoßen.

Die sogenannten Schleudergriffe sind bei mir und bei allen, die bei mir gelernt haben, einfach verboten. Es geht hier unter anderem um diesen Griff mit dem „Herumdrehen des Kopfes". Wer solch einen Griff benutzt, hat Chiropraktik noch nie gelernt.
Es ist schade, dass Frau Anja Geldschläger auf diese bestialische Weise „behandelt" wurde. Allerdings erweckt der Sternartikel von Herrn Peters den Eindruck, dass diese Griffe nur von Heilpraktikern und sogenannten „Manual-Therapeuten" angewandt werden. Eine böse Unterstellung! Ich habe in den letzten zwölf Jahren mehrere solcher Fälle „nachbehandelt". Bis auf einen Fall kamen sie alle von Orthopäden.

Auch rechtlich muss hier für Klarheit gesorgt werden: Niemand hat in der Bundesrepublik Deutschland das Recht zu therapieren außer Ärzten und Heilpraktikern. Alle anderen können nur „Erfüllungsgehilfen" sein. Manchmal werden in Sportstudios und in Massagepraxen chiropraktische Behandlungen angeboten. Dies ist nicht zulässig. Diese Leute sind auch nicht versichert und ich kann nur davor warnen, sich dort wegen solcher Probleme behandeln zu lassen. Ein Chiropraktiker **muss** entweder Arzt oder Heilpraktiker sein. Sonst hat er keine Berechtigung zu praktizieren.

Auch viele „Experten" kennen die Grundbegriffe der Chiropraktik nicht und arbeiten nach der „Dawos-Methode" (da, wo's weh tut). Das heißt: Der Bereich, in dem Schmerzen entstehen, wird kurzfristig „handgreiflich bewegt", manchmal sogar, ohne dass der Patient sich ausziehen muss! Das ist eine totale Missachtung der Anatomie.
Die meisten Probleme und auch die in der Halswirbelsäule (Auffahrunfall kann eine Ausnahme sein) entstehen durch eine Schiefstellung des Beckens Wer nicht bei jeder Behandlung die gesamte Wirbelsäule überprüft und therapiert, sollte überlegen, einen anderen Beruf auszuüben oder sein Wissen kurzfristig zu vervollständigen.

Auch sollte keine chiropraktische Behandlung ohne Vorwärmphase durchgeführt werden. Sehnen und Muskeln müssen weich und dehnbar sein. Der Patient muss entspannt sein. Er muss auch informiert werden. Jeder Griff wird vor der Ausübung besprochen. Das lernt man in der ersten Stunde.

Aus meinem reichen Fundus an Kasuistik möchte ich nur zwei Fälle heraus-greifen:

Samstag, den 21.01.1996 wollte ich morgens früh joggen gehen. Vor der Tür stand ein verzweifelter Vater. Sein Sohn René (13 Jahre alt) läge auf dem Boden in der Küche und könnte sich überhaupt nicht bewegen, auch an Armen und Beinen nicht. Er hätte bereits den Notarzt gerufen, aber das wäre heute ein Gynäkologe! Ob ich wohl helfen könnte?
Tja, es gibt schon Momente, die im Leben eine Entscheidung verlangen. Wir fuhren und fanden den Jungen völlig unbeweglich unter dem Tisch. Er hatte einem Schlag seines Bruders ausweichen wollen, war dabei mit dem Kopf nach hinten geschnellt und dann einfach nach unten gesackt.
Wir nahmen ein großes Brett, schoben es unter den Jungen und hoben ihn auf den Wohnzimmertisch. Er war völlig verkrampft. Die Halsmuskulatur war hart. Also musste ich zunächst mit einer gezielten neuraltherapeutischen Procain-Injektion die Muskulatur entkrampfen. Danach kam eine sehr vorsichtige und genaue Palpation der Halswirbelsäule. Die kurze Halswirbelreponierung hat die ganze Familie miterlebt. Fünf Minuten später konnte René wieder gehen und lachen. Was wäre im Krankenhaus passiert?

Herr Karl-Heinz A. besuchte meine Praxis erstmalig am 20.04.2001. Er war ca. 50 Jahre alt und steckte in einer schwierigen Situation. Er war 1966 am rechten Knie operiert worden und 1986 erneut an der gleichen Stelle. Jetzt waren die Probleme so groß geworden, dass eine dritte Operation anstand, wobei ihm ein künstliches Gelenk eingebaut werden sollte. Davor hatte er Angst und besuchte daher meine Praxis.
Nach der Überprüfung stellte ich fest, dass sein rechtes Bein um fast vier Zentimeter „scheinbar" kürzer war. Es ist fast der Rekord in meiner Praxis. Auch war sein rechtes Bein um ca. 20 Grad nach außen verdreht. Ich musste ihm erklären, dass sein Bein nur scheinbar kurz war. Eine Fehlstellung des rechten Hüftbeines war die Ursache. Beinlängenunterschiede existieren praktisch nicht. Bei 10.000 Behandlungen kann ich mich nur an drei erinnern. Einer davon hatte Kinderlähmung gehabt. Daher habe ich Hunderte von Schuherhöhungen sofort entfernen lassen. Sie sind völlig unnötig und sprechen für eine Verkennung der Anatomie durch den Therapeuten. Noch nie

hat sich ein Patient beklagt. Wer (als Therapeut) an einer Erklärung dieses Phänomens interessiert ist, komme zu einem meiner nächsten (kostenlosen) Vorträgen.

Der Patient sagte zu mir. „Ich weiß genau, wann und wie es entstanden ist. Als ich fünf Jahre alt war, habe ich mit meinem älteren Bruder gerauft, und er hat mich mit seiner bulligen Kraft zurückgedrängt. Dabei ist meine Hüfte gegen die Tischkante geprallt. Seitdem habe ich Probleme." Ich war fassungslos. 45 Jahre lang hat man diesen Mann so humpelnd herumlaufen lassen! Die Knieoperationen waren völlig überflüssig. Leider kann man das Rad der Zeit nicht zurückdrehen. Nur seine Hüfte konnte ich zurückdrehen. Nach einer einzigen Behandlung konnte er fast wieder korrekt gehen. Die Schäden an Knochen und Knorpel konnte ich leider nicht einmal mit der schönen VitOrgan-Regenerationstherapie zurückbringen. Dieser Mann bekam aber neuen Lebensmut.

Wenn also der im „Stern" genannte Experte Dr. Hufnagel weder Wirksamkeit noch Nutzen der Chiropraktik erkennen kann, dann lade ich ihn gerne zu uns ein. Er kann solche Fälle täglich erleben. Vielleicht sollte er sich auch fragen, warum in Frankreich Anfang des Jahres 2002 die Chiropraktik in den Leistungskatalog der staatlichen Einheitskrankenkasse „Sécurité Sociale" als „zu vergütende Leistung" eingestuft worden ist. Das heißt, dass jenseits des Rheins die „Manual-Therapeuten" ihre Honorare von der gesetzlichen Kasse ersetzt bekommen.

Es gibt viel zu tun. Packen wir es an!

In diesem Sinne, viel Spaß am Leben!
Herzlichst

Ihr
Jean-Claude Célestin Alix

Adressen

Naturheilzentrum Buchweizenberg
Buchweizenberg 32
42699 Solingen-Ohligs
Internet: www.alix-naturheilzentrum.de

Merlins Entsäuerungspulver
Merlins Entsäuerungspulver wird an vielen Stellen
verkauft und auch über Versand vertrieben.
Bezugsquellen finden Sie unter:
Internet: www.alix-naturheilzentrum.de/Produkte

Wasser-Aufbereitungsanlage mit Umkehrosmose
Purwater Gen IV
Firma AMS GMBH
Tannenweg 9
97941 Tauberbischofsheim
Telefon: 09341 / 92 93 00
E-Mail: AdMedSys@t-online.de
Internet: www.AMS-ag.de

Wasser-Energetisierungs-Wirbler
Firma Ludwig Telaar
Akazienstraße 14
48734 Reken 1
Telefon: 02864 / 43 17

Pneumatron-Gerät
Firma Pneumed Medizintechnik GmbH
Hauptstraße 528
55743 Idar-Oberstein
Internet: www.pneumed.de

Magnetfeldtherapie nach Dr. Ludwig
Geräte für zu Hause, für unterwegs und für die Praxis
Firma AMS GMBH
Tannenweg 9
97941 Tauberbischofsheim
Telefon: 09341 / 92 93 00
E-Mail: AdMedSys@t-online.de
Internet: www.AMS-ag.de

Chiropraktik-Kurse
Heilpraktiker Felix Zimmermann
Physiotherapeut, Masseur
Märkische Straße 1
51766 Engelskirchen
Telefon: 02263 / 30 12
E-Mail: felix@chiropraktik-seminar.de
Internet: www.chiropraktik-seminar.de

Rayonex
Rayonex Schwingungstechnik GmbH
An der Karlshütte 5
57368 Lennestadt
Telefon: 02723 / 91 56-0
Telefax: 02723 / 91 56-56
E-Mail: info@rayonex.de
Internet: www.rayonex.de

Bezugsquellen für Präparate, die im Buch erwähnt sind

Produkt: Betula folium Ampullen

sind in jeder Apotheke erhältlich. Herstellerfirma ist:
Abnoba Heilmittel GmbH
Hohenzollernstraße 16
75177 Pforzheim
Telefon: 07231 / 31 64 78
Telefax: 07231 / 35 87 14
E-Mail: info@abnoba.de
Internet: www.abnoba.de

Produkt: Bicanorm Tabletten

sind in jeder Apotheke erhältlich. Herstellerfirma ist:
Fresenius Medical Care
Else-Kröner-Straße 1
61346 Bad Homburg
Telefon: 06172 / 609-0
E-Mail: monika.dannenberger@fresenius-kabi.com
Internet: www.intra.fresenius.de

Produkt: Derivatio H Ampullen/Tabletten

sind in jeder Apotheke erhältlich. Herstellerfirma ist:
Pflüger GmbH & Co KG
Bielefelder Straße 17
33378 Rheda-Wiedenbrück
Telefon: 05242 / 92 820
Telefax: 05242 / 55 932
E-Mail: info@pflueger.de
Internet: www.pflueger.de

Produkt: Hormeel Ampullen/Tropfen
sind in jeder Apotheke erhältlich. Herstellerfirma ist:
Biologische Heilmittel Heel GmbH
Dr. Reckewegstraße 2-4
76532 Baden-Baden
Telefon: 07221 / 501-00
Telefax: 07221 / 501 210
E-Mail: info@heel.de
Internet: www.heel.de

Produkt: Schwedentrunk Elixier
ist in jeder Apotheke erhältlich. Herstellerfirma ist:
Pharmazeutische Fabrik Infirmarius-Rovit GmbH
Eislingerstraße 66
73084 Salach
Telefon: 07162 / 930 80-0

Produkt: Procain 1 % 2ml Ampullen
sind in jeder Apotheke erhältlich. Herstellerfirma ist:
Dr. Loges + Co. GmbH
Schützenstraße 5
21423 Winsen
Telefon: 04171 / 70 71 51
Telefax: 04171 / 70 72 71 51
E-Mail: mailto:hansmann@loges.de

Produkt: Phytoprotect
ist direkt bei der Herstellerfirma erhältlich:
Regena Ney Cosmetic
Postfach 4240
73760 Ostfildern (Ruit)
Telefon: 0711 / 4 48 12-0
Telefax: 0711 / 4 48 12-41

Produkte: Basis-Osteo Granulat/Basis-Glucon Salbe
sind direkt bei der Herstellerfirma erhältlich:
Synomed GmbH
Flamweg 132-134
25335 Elmshorn
Telefon: 04121 / 12 20 (Kundeninformation)
Telefax: 04121 / 17 29
E-Mail: info@synomed.de

Produkte: Siriderma Basisches Badekonzentrat
ist direkt bei der Herstellerfirma erhältlich:
Sirius GmbH
Kirchgäßchen
40789 Monheim am Rhein
Telefon: 02173 / 90 560 (Kundeninformation)
E-Mail: info@siriusmail.de

Produkte: Arnica D4 Ampullen, Yersinien Nosode TR92 Ampullen
sind in jeder Apotheke erhältlich. Herstellerfirma ist:
Staufen-Pharma GmbH & Co. KG
Bahnhofstr. 35
73033 Göppingen
Telefon: 07161 / 67 62 31
Telefax: 07161 / 67 62 98
E-Mail: info@staufen-pharma.de
Internet: www.staufen-pharma.de

Produkte: Regazym plus Tabletten, Gingko D3 Amp.
sind in jeder Apotheke erhältlich. Herstellerfirma ist:
Syxyl GmbH & Co KG
Gereonsmühlengasse 5
50670 Köln
Telefon: 0221 / 16 52 630
Telefax: 0221 / 16 52 631
E-Mail: info@syxyl.de

Produkt: Procain 1 % 5ml Ampullen
sind in jeder Apotheke erhältlich. Herstellerfirma ist:
Steigerwald-Arzneimittelwerk GmbH
Havelstraße 5
64295 Winsen
Telefon: 06151 / 330 50
Telefax: 06151 / 330 54 10
E-Mail: info@steigerwald.de
Internet: www.steigerwald.de

**Produkt: Ausleitungspräparate Urtica/Arsenicum,
Silybum, Solidago Tartarus III-020**
sind in jeder Apotheke erhältlich. Herstellerfirma ist:
Phönix Laboratorium GmbH
Benzstraße 10
71149 Bondorf
Telefon: 07457 / 80 04
Telefax: 07457 / 54 20
Internet: www.phoenix-laboratorium.de

Produkte: Neyarthros Nummer 43 Ampullen, Neychondrin Nummer 68 Ampullen, Periost Nummer 9 Ampullen, Neythymun Nummer 29 (f+k)Ampullen, Musculi Nummer 3 Ampullen, Neythroph Nummer 96 Ampullen
sind in jeder Apotheke erhältlich. Herstellerfirma ist:
VitOrgan Arzneimittel GmbH
Brunnenwiesenstraße 21
73760 Ostfildern (Ruit)
Telefon: 0711 / 448 12-0
Telefax: 0711 / 448 12-41
E-Mail: info@vitorgan.de
Internet: www.vitorgan.de

Produkte: Regazym plus Tabletten, Gingko D3 Amp.
sind in jeder Apotheke erhältlich. Herstellerfirma ist:
Syxyl GmbH & Co KG
Gereonsmühlengasse 5
50670 Köln
Telefon: 0221 / 16 52 630
Telefax: 0221 / 65 26 311
E-Mail: info@syxyl.de

Produkte: Nigersan Ampullen/Kapseln,
Citrokehl Ampullen/Tropfen, Sankombi Tropfen
sind in jeder Apotheke erhältlich. Herstellerfirma ist:
Sanum-Kehlbeck GmbH & Co. KG
Hasseler Steinweg 9
27318 Hoya
Telefon: 04251 / 93 52 12
Telefax: 04251 / 93 52 91
E-Mail: sanum-kehlbeck@t-onlinedot.de
Internet: www.dotsanumdot.de

Literaturverzeichnis

Dr. Wilh. P. Ackermann
„Die gezielte Diagnose und Technik der Chiropraktik"
ISBN 91-7260-729-7

Frieder Anders
„TAICHI China lebendige Weisheit"
Heyne-Verlag
ISBN 3-453 18054-2

H.-D. Bach
„Äußere Kennzeichen innerer Erkrankungen"
Werner Erwig Verlag
ISBN 3-924 673-03-9

Robert O. Becker
„Der Funke des Lebens"
ISBN 3-492 12002-4

Dr. Deepak Chopra
„Die Rückkehr des Rishi – Ein Arzt auf der Suche
nach dem, was uns letztendlich heilt"
Junfermann Verlag
ISBN 3-87387-023-1

Peter Dosch
„Lehrbuch der Neuraltherapie"
Haug-Verlag
ISBN 3-7760-1100-9

Etienne Cloet
„Praxis der Osteopathie"
College Sutherland Verlag Hippokrates
ISBN 3-7773-1182-0

Dr. med. Theodor Feldweg
„Arthrose heilbar"
Verlag Stephanie Naglschmid
ISBN 3-927913-76-6

Paul Ferrini
„Denn Christus lebt in jedem von Euch"
Aurum-Verlag
ISBN 3-591-08446-8

Dr. med Barbara Hendel/Peter Ferreira
„Wasser und Salz, Urquell des Lebens"
Ina-Verlag
ISBN 3-00-008233-6

Dr. Hong-Liu
„Qi-Gong-Wunder"
Knaur-Verlag
ISBN 3-426-87002-9

Carl Huter
„Handbuch der Menschenkenntnis"
PPV-Verlag München

Ernst-Michael Kranich
„Der innere Mensch und sein Leib"
Verlag freies Geistesleben 2003
Dr. W. Ludwig „Informative Medizin" VGM-Verlag
ISBN 3-88699-050-8

Marquardt & Schäfer
„Lehrbuch der Toxikologie"
Spektrum Verlag
ISBN 3-8274-0271-9

Lama Ole Nydahl
„Wie die Dinge sind"
Joy-Verlag
ISBN 3-928 554-13-1

Dr. Are Waerland
„Nie mehr Rheuma"
Humata Verlag

Informationen über die Gefahren bei Impfung

Dr. med. Gerhard Buchwald
„Impfen, das Geschäft mit der Angst"
EMU-Verlag
ISBN 3-89189-044-3

Dr. med. Tinus Smits
Das „Impfschadensyndrom"
www.tinussmits.com

Weitere Bücher und Publikationen des Autors

Bücher

Jean-Claude Alix
„Zukunft ohne Krebs"

Jean-Claude Alix
„Der Schlüssel zur ewigen Gesundheit – Darmpflege"

Weitere Publikationen

Jean-Claude Alix
„Behandlung von Allergien: Entgiftung ist das oberstes Prinzip"
Naturheilkunde Report 1/2/2001, Seite 12ff

Jean-Claude Alix
„Naturheilkundliche Therapien am Bewegungsapparat"
Naturheilkunde Report 03/2001, Seite 11ff

Jean-Claude Alix
„Alters-Diabetes: Ursachen, Vorsorge, Therapie"
Naturheilkunde Report 5/2001, Seite 15ff

Jean-Claude Alix
„Magen-Darm-Leiden: „Irrlehren" und moderne Therapiekonzepte"
Naturheilkunde Report 6/2001, Seite 2ff

Jean-Claude Alix
„Lebertherapie: mit sanften Mitteln effektiv behandeln"
Naturheilkunde Report 7/8/2001, Seite 6ff

Jean-Claude Alix
„Streptokokken-Infektion: Antibiotika vermeiden"
Naturheilkunde Report 10/2001, Seite 14ff

Jean-Claude Alix
„Die Regeneration des Lungengewebes/
Naturheilkundliche Therapie bei Emphysem"
Naturheilkunde Report 12/2001, Seite 16ff

Jean-Claude Alix
„Herzinfarkt durch Übersäuerung"
Naturheilkunde Report 4/2001, Seite 19ff

Jean-Claude Alix
„Demontage der Naturheilmittel"
Naturheilkunde Report 1/2/2002, Seite 33

Jean-Claude Alix
„Polyarthritis mit sanften Mitteln effektiv behandeln"
Naturheilkunde Report 3/2002, Seite 14ff

Jean-Claude Alix
„Die fragwürdigen Hintergründe der SEARS-Diät"
Raum & Zeit 129 Mai/Juni 2004, Seite 19ff

Danksagung

Ohne die Mithilfe meiner Umgebung und derjenigen, die immer „auf meiner Seite" mitfechten, ohne die Schulung von meinen eigenen Lehrern, ohne die Denkanstöße vieler Autoren, ohne die Korrekturarbeiten wäre dieses Buch niemals entstanden!

Ich bedanke mich ausdrücklich bei allen, ohne sie hier explizit zu nennen.

Frau Dr. Ackermann möchte ich allerdings nennen und mich bei ihr für die Möglichkeit besonders bedanken, mich aus dem reichen Fundus der Unterlagen ihres Mannes bedienen zu dürfen. Viele Bilder kommen aus dem „Ackermann-Institut" und wurden mit ihrer ausdrücklichen Genehmigung hier übernommen.

Mögen alle durch unsere gemeinsame Arbeit die Früchte ernten und ein unbeschwertes Leben führen.

Wie alle meine Bücher hat dieses Buch kein Copyright und wird ausschließlich durch Autorenrecht geschützt.

Die Inhalte und Gedanken dieses Buchs sind dazu da, um verbreitet zu werden, damit diese Welt sich vielleicht ein wenig ändert. Es ist mein ausdrücklicher Wunsch

Solingen, im März 2005

Jean-Claude Alix

Weitere Bücher aus dem Spurbuchverlag:

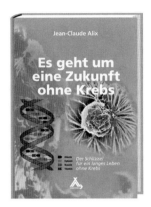

Es geht um eine Zukunft ohne Krebs
Der Schlüssel für ein langes Leben ohne Krebs

Wollen Sie wissen, warum mittlerweile jeder dritte Mensch bzw. über 300.000 Menschen jährlich in Deutschland an Krebs sterben? Warum die Lage trotz 50 Jahren Chemotherapie und Bestrahlung jedes Jahr schlimmer wird? Dieses Standardwerk der Naturheilkunde gibt dem medizinischen Laien sowohl die leicht verständliche biologische Grundlage als auch die Schlüsselantworten, um Krebs als Stoffwechselentgleisung zu vermeiden und zu kurieren.

Jean-Claude Alix
Es geht um eine Zukunft ohne Krebs
2. Auflage, 307 Seiten, 15,4 cm x 21,6 cm
ISBN 978-3-88778-300-6

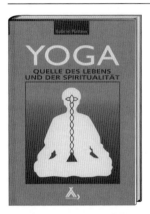

Yoga
Quelle des Lebens und der Spiritualität

Wer in Gesundheit, ohne vorzeitiges Altern, in Harmonie mit den Kräften der Natur leben möchte, kann nichts Besseres tun, als Yoga und Meditation praktizieren. Aus dieser seit Jahrzehnten persönlich gelebten und weitergegebenen Überzeugung heraus, macht der Autor den reichen Schatz der Yogapraxis in diesem Standardwerk verfügbar.

Yoga
Quelle des Lebens und der Spiritualität
200 Seiten, 15,4 cm x 21,5 cm
ISBN 978-3-88778-244-3

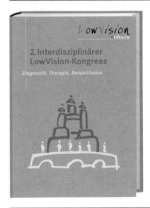

2. Interdisziplinärer LowVision-Kongress
Diagnostik, Therapie, Rehabilitation

Dieser Kongressband, eine Zusammenfassung der Vorträge des 2. Interdisziplinären LowVision-Kongresses 2004, soll dazu beitragen, die Interdisziplinarität der diagnostischen, therapeutischen und rehabilitativen Vorgehensweise im LowVision-Bereich auf eine fundierte Basis nach den aktuellen Standards und Erkenntnissen zu stellen.

LowVision Stiftung
2. Interdisziplinärer LowVision-Kongress
Diagnostik, Therapie, Rehabilitation
272 Seiten, 15,3 cm x 21,4 cm
ISBN 978-3-88778-239-9

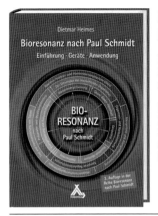

Bioresonanz nach Paul Schmidt
Einführung, Geräte, Anwendung

Dem Leser wird in diesem Buch Schritt für Schritt und leicht verständlich der ganzheitliche Ansatz der Bioresonanz nach Paul Schmidt näher gebracht.

Dietmar Heimes: Bioresonanz nach Paul Schmidt
Einführung, Geräte, Anwendungen
3. komplett überarbeitete und erweiterte Auflage
504 Seiten, 20,6 cm x 28,4 cm
ISBN 978-3-88778-350-1

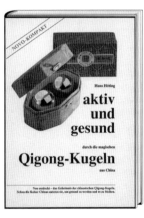

Aktiv und gesund durch die magischen Qigong-Kugeln aus China

Neu entdeckt – das Geheimnis der chinesischen Qigong-Kugeln. Schon die Kaiser Chinas nutzten sie, um gesund zu werden und es zu bleiben. Dieses Buch ist für Einsteiger konzipiert, zur ersten Information über die berühmten chinesischen Qigong-Kugeln.

Hans Höting
Aktiv und gesund durch die magischen Qigong-Kugeln aus China
Softcover, mit zahlreichen Abbildungen
48 Seiten, 14,8 cm x 21,0 cm
ISBN 978-3-88778-182-8

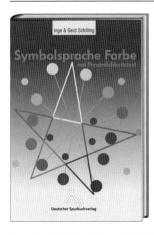

Symbolsprache Farbe
mit Persönlichkeitstest

Dieses Buch führt uns durch das ganze Spektrum des Farbwissens – von der Antike bis heute. Die Bedeutung der Farben geht weit über Geschmacksfragen und ästhetische Komponenten hinaus, denn jede Farbe macht bestimmte physikalische Schwingungsfrequenzen sichtbar und kann damit unser Befinden positiv wie negativ beeinflussen.

Inge und Gerd Schilling
Symbolsprache Farbe
Mit Persönlichkeitstest, mit zahlreichen s/w-Zeichnungen
3. Auflage, 148 Seiten, 18,2 cm x 25,4 cm
ISBN 978-3-88778-245-0

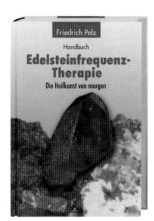

Edelsteinfrequenz-Therapie
Die Heilkunst von morgen

Der Autor geht in diesem Buch vor allem auf die praktische Seite des Lernens und der Anwendung der Frequenztherapie ein. Viele Beispiele der Patientenbehandlung und deren Erfolge sind aufgeführt.

Friedrich Pelz
Edelsteinfrequenz-Therapie
Die Heilkunst von morgen
Handbuch
2. Auflage, 264 Seiten, 17,4 cm x 24,5 cm
ISBN 978-3-88778-286-3

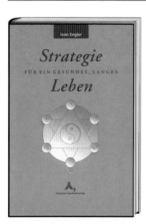

Strategie für ein gesundes, langes Leben

Die sieben Wunder der Natur (Sonne, Wasser, Sauerstoff, Bewegung, Ernährung, Entspannung, Liebe) können als Grundlage der Ganzheitsmedizin philosophischer und praktischer Wegweiser aus der persönlichen und kollektiven Sackgasse werden. Zum Überleben brauchen wir ein starkes Abwehrsystem und die Kraft der Gedanken. Dieses Buch zeigt eine Strategie für ein gesundes, langes Leben auf.

Ivan Engler
Strategie für ein gesundes, langes Leben
168 Seiten, 15,3 cm x 21,5 cm
ISBN 978-3-88778-228-3

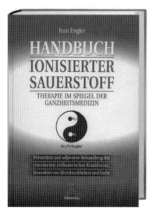

Handbuch Ionisierter Sauerstoff
Therapie im Spiegel der Ganzheitsmedizin

„Dieses Werk gehört in die Hand jedes jungen Mediziners, Therapeuten, Forschers, der sich mit dem modernen Stand der Forschung und Entwicklung vertraut machen oder gar selbst zur weiteren Entfaltung beitragen möchte. Es ist eine Bibel der modernen Ganzheitsmedizin."

Dr. Ivan Engler
Handbuch Ionisierter Sauerstoff
Therapie im Spiegel der Ganzheitsmedizin
264 Seiten, 17,3 cm x 24,3 cm
ISBN: 978-3-88778-202-3

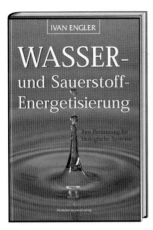

Wasser- und Sauerstoff- Energetisierung
Ihre Bedeutung für biologische Systeme

Durch die ganzheitliche Betrachtung des Wassers und des Sauerstoffs, die essentielle Stoffe für den Menschen sind, ist es leichter, sich selbst, die gesunden oder kranken Menschen, die Umwelt zu verstehen, besser zu leben, in Krisen nicht unterzugehen und vor allem anderen zu helfen.

Ivan Engler
Wasser- und Sauerstoff- Energetisierung
Ihre Bedeutung für biologische Systeme
400 Seiten, 16,6 cm x 23,9 cm
ISBN 978-3-88778-235-1

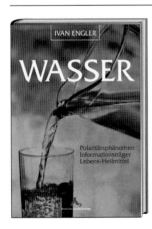

Wasser
Polaritätsphänomen, Informationsträger, Lebens-Heilmittel.

Wasser ist ein hervorragender Informationsträger. Diese Eigenschaft wird intuitiv in den verschiedenen Heilverfahren genutzt. Neueste Beobachtungen zeigen, dass Wasser die gesamten Frequenzen des elektromagnetischen Feldes speichern und weitergeben kann, was sich günstig oder ungünstig, je nach Wasserinformation und Struktur auf den Menschen auswirken kann.

Ivan Engler
Wasser. Polaritätsphänomen, Informationsträger, Lebens-Heilmittel
3. Auflage, 288 Seiten, 16,5 cm x 24,1 cm
ISBN 978-3-88778-227-6

**Weitere umfassende Informationen
zum Verlagsprogramm finden Sie unter:**

www.spurbuch.de